正解を目指さない!?
意思決定⇔支援
人生最終段階の話し合い

著 阿部泰之

南江堂

まえがき〜話し合いを始めましょう

　私は医学部の教員でもあるので，医学部で講義をし，また臨床実習でも医学生を教えています．そのときの私と医学生のやりとりから話を始めることにします．緩和ケアについて話す中で，必ず次のようなやりとりをするようにしています．

私　「日本においてがんで亡くなるのはどれくらいの確率か知ってる？」

学生「えーと，たしか3割くらいでしたか？」

私　「うん，そうそう，だいたい1/3の人ががんで亡くなるんだったよね．じゃあ，人間が死ぬ確率は？」

学生「？？」

私　「私も君も含めて，いずれ死ぬ日がやってくるかどうかってこと」

学生「それは，まあ100％です」

　　（このとき学生はたいてい「この先生，なにあたりまえのこと言ってんだ」って顔をしている）

私　「うん，そうだよね．人間は必ず死ぬ．お金持ちでも貧乏でも，偉い人も偉くない人も，善い行いをしてきた人も悪いことばかりしてきた人も，みんな死ぬ．きっと私のほうが近いけど，君にもいずれその日がやってくる．医学者も科学者のはしくれだろうけどさ，これは科学者が100％という言葉を唯一使っていい場面なんだよ．他のことで100％って言葉を使う人がいたらさ，それは詐欺師か占い師のどちらかだな」

学生「はあ，まあそうですね」

　　（おじさんのこの手のジョークは，だいたい若者には通用しない）

私　「一般論で死がどうとか言ってもなかなか実感がわかないよね．まあ，みんなそんなもんだ．じゃあ，言い方を変えよう．君がだいぶ歳をとったときのことを想像してみよう．そうだな，まあ，70歳くらいとしようか．で，がんになって，どうも余命いくばくもないらしい．そ

んな君の担当は，ちょうど君くらいの若い医師だったりする．若いとはいえ，君のように人柄はよさそうだ．でも，こと死ということになると，"いやいや，僕はまだ人生経験も浅くて，死とかあまりピンとこないんです"なんて言ったりしている．そんな医師に自分の大事な人生の最終段階を任せられる？？」

学生「いや，できれば別の医師を，とお願いしたくなります」

私　「そうだよね．私もそう思う．臨床実習が終わって，国家試験を通れば，君もすぐ臨床に出るだろう．そして，亡くなりゆく人の担当となるだろう．この若い医師の姿は2年後の君の姿なんだよ．死とか死にゆくことを考えておくというのはそういうことなんだ．医師としての責任を果たすために必要なことなんだよ．しかも，すぐにその日はやってくる．じゃあ，先へ進もうか」

学生「はい，わかりました」

（ここで学生の表情はキリリと締まってくる．若干の前傾姿勢になっている学生もいる）

　こんなやりとりを毎週しなければならないのですが，このことは，彼らが医師になるために話しておかなければならない人間の本質であるので，毎回欠かさないようにしています．

　さて，こんなやりとりから始めたのは，人生最終段階の意思決定やその支援のやり方について考える前に，このテーマの普遍性，重要性，いや，「切実さ」という言葉が一番妥当かもしれませんが，よくよく考えておく必要があると思っているからです．

　人生最終段階のことを決めるにしても，最終的には，誰と何をどう話すかという具体的コミュニケーションに落とし込まれるわけですが，この話題に関しては，マニュアル的にこれこれこういうコミュニケーションをすればOKという形で提示するわけにはいきません．なぜなら，ものすごく個別性が高いものだからです．「すべてのコミュニケーションは個別的なものだろう」と言う人がいるかもしれません．そのとおり，

決まった台詞を言えば成り立つコミュニケーションなど，この世にあり
ません.

　でも，たとえば，ハンバーガーチェーンのレジ係の応対と，人生の最
終段階の意思決定の話し合いを比べてみたらどうでしょうか．ハンバー
ガーチェーンの応対にはマニュアルがあるようです.

　レジの順番が来ると，まず「いらっしゃいませ．○○バーガーへようこ
こそ．店内でお召し上がりですか？　それとも，お持ち帰りですか？」
などと言われます．おそらくはじめの挨拶と，その後に店内かテイクア
ウトかを聞くということは決まっているのでしょう．客が男だろうが女
だろうが，年寄りだろうが子どもだろうが，この台詞は大きく変わるこ
とはありません.

　では，病気が進行して最期が近づいたときに，どこで過ごしたいか医
療者と患者が話し合う場面ではどうでしょうか？　何かうまい言い回し
があって，それをマニュアル的に誰にでも適用すればよいのでしょうか.

　「○○さん，こんにちは．本日の話し合いは○○さんの最期のときの
ことです．病院でお過ごしになりますか？　それとも，ご自宅ですか？」
なんて軽々しく言われたくないことだし，しかもみんなこれと同じ台詞
を言っていると知ったら…….

　ハンバーガーを買うときならマニュアル的でも許せるけど，人生最終
段階のことなら許せない．まあ，それも当然です．話し合っているテー
マの重みがまったく異なるわけですから　ハンバーガーショップも昼ど
きともなると，お客さんが列を作って，とても忙しそうです．たまには，
チーズバーガーを頼んだのにプレーンのハンバーガーだったとか，ナ
ゲットのソースが入っていなかったなどというミスもあります．ハン
バーガーが違うというくらいなら，忙しそうだったし，仕方ないなと思
うことはできます．次に行ったときに，あらためてチーズバーガーを頼
めばいいのですから，やり直しがきくものです（厳密に言えば，すべて

v

まえがき

の意思決定はやり直しがきかず，一回こっきりです．これについては本文で述べます）．

しかし，これが人生最終段階のことがテーマならどうでしょう？　胃ろうは嫌だと表明していたにもかかわらず，意識障害から覚めると胃ろうが造られていたとしたらどうでしょう．医師に「あー，ごめんごめん，そう言ってましたね．忙しくて間違えちゃった」と言われて納得できるはずがありません．それだけ，このテーマはシビアであるし，「切実な」ものなのです．

それは当然のことです．ありていに言えば，人生は一度きりだからです．人間は必ず死にます．そして，同じ人生をもう一度やり直すことはできません．やり直せる（と私たちが思っている）ことについての決定・選択よりも，一度きりでやり直せない決定・選択のほうが慎重になるということは，人間の本質といっていいでしょう．

本書は，タイトルこそ「人生最終段階の〜」となってはいますが，書きたかったのは，人生最終段階に限らない，意思決定およびコミュニケーションの本質についてであり，もっと言えば，私たちが人間としてどう生きるかという問いに対するひとつの答えです．"本質を問う"とはいえ，あまり堅苦しくならないように，さまざまな工夫を凝らして書きました．著者の私と読者のみなさんが，意思決定をテーマにフランクに話し合っている，そんな場面を思い浮かべて読んでいただけると大変うれしく思います．

それでは，みなさんとのおしゃべりを始めましょう．

2019年5月

阿部泰之

意思決定支援〜よくある30のギモン

アンサーは参照ページ（☛）をご覧ください.

Q1. 「人生の最終段階」という言葉をよく聞きます. **人生の最終段階っていつのことなんでしょうか.** いつから使われているのですか？
☛p11〜

Q2. 以前は，リヴィング・ウィルという言葉がよく使われていたような気がします. **リヴィング・ウィルってどんな意味ですか.** どんな経緯で使われるようになったのですか？
☛p20〜

Q3. 最近は，アドバンス・ディレクティブや事前指示という言葉がよく使われているようです. **アドバンス・ディレクティブってなんですか.** リヴィング・ウィルとどう違うのですか？
☛p22〜

Q4. 患者さんの意向を表すものとして事前指示書があると思います. 全員に**事前指示書を書いてもらっておけばいいような気がするのですが，問題があるのですか？**
☛p24〜

Q5. さらに最近よく目にするのは，アドバンス・ケア・プランニングです. **アドバンス・ケア・プランニングってどんなものですか.** アドバンス・ディレクティブとどう違うのですか？
☛p28〜

Q6. アドバンス・ケア・プランニングが進められているのであれば，とてもいいものなんですよね. **アドバンス・ケア・プランニングにも課題や限界があるのですか？**
☛p37〜

vii

意思決定支援～よくある30のギモン

Q7. 意思決定にはどんな要因が関与するのですか？　たとえでよいので具体的に知りたいです
☛p45～

Q8. 医療で患者さんの自律ってすごく大切なものだと思うのですが，**自律ってそもそもなんなのでしょうか？**
☛p53～

Q9. 一時の感情で決定をしてはいけないと思うのですが，**感情も意思決定において重要なのでしょうか？**
☛p61～

Q10. 本書のタイトルにある"**正解を目指さない**"というのはどういうことですか．正解を目指さなくていいのですか？　にわかには信じられません．
☛p67～

Q11. 話し合いにおいて**ステークホルダー（利害関係者）の納得感を高めるにはどうしたらいいですか？**
☛p78～

Q12. 意思決定を支援する際に，いつもエビデンスをどう使ったらいいか悩みます．**意思決定においてエビデンスをどう利用するのがよいのか教えてください．**
☛p85～

Q13. 医療者間や患者さんとの間で，意見や考えが一致せず，険悪なムードになることがしばしばあります．このような対立をどうしたらよいのでしょうか？
☛p89～

Q14. 「価値観コミュニケーション」という言葉面はなんとなくよさそうな感じがしますが，**価値観っていったいなんなのですか？**
☛p95～

Q15. 価値観コミュニケーションを具体的にどう進めていったらよいのか教えてください．
☛p103～

Q16. 意思決定を支援する者として，望まれる人間になりたいと思っています．
どのような態度・姿勢が必要なのでしょうか？
☞p125〜

Q17. 厚生労働省が出している「人生の最終段階における医療・ケアの決定プロセスに関するガイドライン」をわかりやすく解説してください．
☞p132〜

Q18. 患者さんの意思決定能力を評価する方法について教えてください．
☞p141〜

Q19. 代理意思決定者を決めておいたほうがよいと言われますが，代理意思決定者はどのように決めたらよいですか．どんな人がなるべきなんでしょうか？
☞p154〜

Q20. 患者さんがエンディングノートを持っていました．一般的にエンディングノートの内容はどんなものですか？
☞p160〜

Q21. 代理意思決定者になる家族にも，意思決定を支援する際の姿勢について知ってもらいたいと思っています．どうしたらよいですか？
☞p162〜

Q22. 患者さんと自分は違う人なので，結局わかってあげられないのではないかと思うと，なんだか虚しくなります．この気持ちをどう解消したらよいのでしょうか？
☞p180〜

Q23. 人生最終段階の話し合いにおいて，医療者としてどんなおももちで面談に臨めばよいですか？
☞p184〜

Q24. 人生最終段階の話し合いは，いつから始めるのがよいのでしょうか？
☞p186〜

Q25. 人生最終段階の話し合いは，どんな言葉で切り出したらよいのでしょうか？
☞p190〜

◆ 意思決定支援〜よくある30のギモン

Q26. 人生最終段階の話し合いで，たとえば延命治療などの医療用語について
患者さんと齟齬を生じないようにするにはどうしたらよいですか？
☞p199〜

Q27. 人生最終段階の話し合いにおいて，どんなことを話題にしたらよいので
しょうか？
☞p204〜

Q28. 人生最終段階の話し合いは，誰がイニシアチブをとるのがよいのです
か？
☞p221〜

Q29. 人生最終段階の話し合いにおいて，患者さんの気が変わることだってあ
ると思うんです．どう考えたらよいでしょうか？
☞p224〜

Q30. 人生最終段階の意思決定やその支援について，取り組みを始めようと思
っています．どんなことに留意したらよいですか？
☞p226〜

目次

- まえがき〜話し合いを始めましょう── iii
- 意思決定支援〜よくある 30 のギモン── vii

第1章 2000年以上変わっていないこと

1 「人生の最終段階」と「意思決定」を考えるにあたって ……………………………… 1

2 約 2400 年前，ソクラテスは自分の死をどのように考えたか ……………… 3
- 🍂 裁判にかけられたソクラテス── 4
- 🍂 ソクラテスは話し合いをしたかった── 5
- 🍂 周囲の人はどう受け取ったか── 6
- 🍂 ソクラテスにとっての「死」── 8

3 人間は大昔から人生最終段階について話し合ってきた ………………… 9

第2章 人生最終段階の意思決定⇔支援

1 人生最終段階とはいつのことか？ …………………………………………… 11
- 🍂 人それぞれの「人生最終段階」── 11
- 🍂 国の調査における「人生の最終段階」表現の変遷── 12
- 🍂 医療現場（臨床医学）における「人生の最終段階」── 13

2 人生最終段階の意思決定─過去 60 年の議論をふりかえる ……………… 17
- 🍂 歴史をふりかえるにあたってのおさらい── 17
- 🍂 医療におけるパターナリズム── 18
- 🍂 当事者の権利運動が人生最終段階の医療に流れ込む─リヴィング・ウィル
   ── 20
- ＊コラム：固定化されたリヴィング・ウィルへの疑問── 20
- 🍂 リヴィング・ウィルの制度化─アドバンス・ディレクティブ── 22
- 🍂 アドバンス・ディレクティブの失敗── 24
- 🍂 アドバンス・ディレクティブを越えて── 28

3 「意思決定」についてちょっと深く考える …………………………………… 31
- 🍂 アドバンス・ディレクティブとアドバンス・ケア・プランニングの違い
   ── 31

xi

🍂 アドバンス・ディレクティブの背景にある考え方——32

🍂 アドバンス・ケア・プランニングの背景にある考え方——34

4 アドバンス・ケア・プランニングにだって課題はある　37

🍂 モダニズムに逆戻りする場合がある——37

🍂 ポストモダニズムに偏り過ぎる場合がある——38

5 アドバンス・ケア・プランニングにできないこと　39

🍂 「意思決定能力がある」という前提——40

🍂 病気を抱える人をイメージしてみれば——41

第3章 意思決定とは何か—意思決定を基礎づける

1 意思決定に関与する要因　45

✱**コラム**：意思決定と「構造」——48

2 意思決定を全体像として捉える　50

🍂 医療における意思決定はどのように考えられてきたか——50

🍂 全体像（構造）は常に動く——51

3 じぶんできめるって？　53

🍂 ケンタくんの疑問——53

🍂 じぶんできめるのはあたりまえのこと？——53

✱**哲学者の言葉**：カントのいう「自律」——54

🍂 じぶんできめさえすればよいの？——56

🍂 誰でも自己決定する能力があるとみなしてよいか——57

🍂 改めて医療における意思決定を考えると——57

🍂 自己決定・自律に関わる実験の紹介——58

🍂 決め方を選ぶのも考えどころ——60

✱**哲学者の言葉**：カントの自律は……キビシイ——60

4 不合理を認めよう　61

🍂 理性以外のよりどころ—感情——61

🍂 行動経済学からのアプローチ——62

🍂 「理性か感情か」「合理か不合理か」——63

✱**コーヒーブレイク**：想像の力は「強い」——66

5 "正解は目指せない"からこその"正解を目指さない"意思決定　67

🍂 そもそも正解は"ある"のか——67

🍂 「正解」≒「正解だったとする確信」！——68

🍂 現象学からの説明——69

6 意思決定プロセスにおける「納得感」を指標にする　74

xii

- 🍂 人間の心は"変わる"―― 75
- 🍂 話し合って"決める"―― 76

7 意思決定を保留するという選択肢 ……………………………… 82
- 🍂 保留することのメリット―― 82
- 🍂 時間を味方にしよう―― 83

8 意思決定の支援とエビデンス …………………………………… 85
- 🍂 ほんとうの EBM ―― 85
- 🍂 エビデンスに基づいた医療とは―― 86
- 🍂 エビデンスの"利用法"―― 86
- **＊コーヒーブレイク**：農業のすゝめ―― 88

第4章 価値観コミュニケーション

1 医療現場にあふれる「対立」 ……………………………………… 89
- 🍂 信念対立という捉え方―― 92
- 🍂 信念対立はそのままにしてはいけない―― 92

2 隣の人は異星人？ ………………………………………………… 93
- 🍂 人が「怒る」のは―― 93
- 🍂 「違うのがあたりまえ」からスタートする―― 94

3 意見は必ず何かしらの価値観に基づく ………………………… 95
- 🍂 「価値観」について考える―― 96
- **＊哲学者の言葉**：人はみな色違いのサングラスをかけている？―― 97
- 🍂 価値観の違いの具体例―― 99

4 価値観レベルでの話し合い＝価値観コミュニケーション ……… 101
- 🍂 まずは"アイスブレイキング"―― 101
- 🍂 家族旅行の例で考える―― 103
- 🍂 共通の大きな（メタな）目的・目標を掲げる―― 104
- 🍂 自分の価値観を俯瞰する―― 106
- 🍂 お互いの価値観を開示する（自己開示）―― 111
- 🍂 全力で相手を認める―― 114
- **＊哲学者の言葉**：言葉を交わす意味―― 115
- 🍂 納得感を指標にして話し合う―― 116

5 価値観コミュニケーションは未来志向のコミュニケーション ……… 121
- 🍂 コミュニケーションスキルとして身につける―― 121
- 🍂 多様性が重視される世の中で―― 122

第5章 「人生最終段階の意思決定を支援します！」
—そういうあなたはどんな人？

1. 意思決定支援者の態度・姿勢 ……………………………………………… 125
   - 支援者がこんな態度だったら… —— 125
   - 「今世紀最大の人権問題」ではないか —— 127
   - 態度・姿勢の「形」を身につけよう！ —— 131
2. 人生の最終段階における医療・ケアの決定プロセスに関するガイドライン … 132
   - 最初の最終段階ガイドライン —— 133
   - 新しい最終段階ガイドイン（平成30年改訂）のポイント —— 133
   - なぜ，最終段階ガイドラインが態度・姿勢の「形」と言えるのか —— 135
   - 最終段階ガイドラインの5つの要点と3つの段階 —— 138
3. 意思決定能力を評価し本人の関与を最大化する …………………………… 141
   - なぜ，意思決定能力の評価が態度・姿勢の「形」と言えるのか —— 141
   - 意思決定能力の評価を考えよう（事例提示） —— 141
   - 意思決定能力とは何か，どう評価されているか —— 144
   - 意思決定能力の評価方法 —— 144
   - 意思決定能力評価の際に気をつけること —— 148
   - 事例の田中さんの意思決定能力は？ —— 149
     - ＊コラム：「抑うつ」と判断能力 —— 152
4. 代理意思決定者のあり方とベスト・インタレスト ………………………… 154
   - なぜ，代理意思決定者のあり方を考えることが態度・姿勢の「形」と言えるのか —— 154
   - 代理意思決定者の選択 —— 156
   - 当事者にはたらきかける —— 158
     - ＊コラム：エンディングノートってこんなもの —— 160
   - ベスト・インタレスト —— 162

第6章 人生最終段階の意思決定の実際
—これまで学んだことを実践に

1. 「正治さん」の例 …………………………………………………………… 170
2. 話し合いの前に必要な2つのポイント …………………………………… 179
   - 患者さんを"他者"と認識する —— 180
     - ＊コラム：無駄はないのだ～戦略的ニヒリズム的思考 —— 182
   - 苦痛を緩和する —— 182
3. 畏（かしこ）まること ……………………………………………………… 184

4 話し合いはいつから始めるのがよいか ········ 186
- 時期の目安（一般論）── 186
- 早すぎることもある── 187

5 関係性を意識する（関係性を深める） ········ 188
- こんな形で関係性が深められることも── 189
- 関係性が築ければタイミングは自然にやってくる── 190

6 人生最終段階の話し合いの導入 ········ 190
- 導入は誰でも難しいもの── 191
- どのような態度で臨めばよいのか── 191
- どんな言葉で切り出すか── 195

7 撤退する勇気 ········ 198

8 価値観コミュニケーションを使う ········ 199
- 患者さんに答えの理由まで聞こう── 200
- 医療者からの自己開示── 202
- 10 の key テーマによる進め方── 204

9 話し合いのイニシアチブについて ········ 221

10 納得感，信頼関係 ········ 222

11 決めごとは変わりうるもの ········ 224

12 おわりに─人生最終段階の意思決定およびその支援に取り組むみなさんへ
········ 226
- ほぼコミュニケーション研修である── 226
- 医療者の研修と患者さん・市民への啓発が両輪である── 227
- 「決めること」から「関係性の深まり」へのパラダイムシフト── 227

付録

1 人生の最終段階における医療・ケアの決定プロセスに関するガイドライン
········ 229

2 人生の最終段階における医療・ケアの決定プロセスに関するガイドライン 解説編 ········ 231

- あとがき─最後のラブレタ　　237
- 索　引　240
- 著者紹介── 246

第1章

2000年以上
変わっていないこと

 1 「人生の最終段階」と「意思決定」を考えるにあたって

　今年，あなたの勤めている病院では，「人生最終段階の意思決定支援」に力を入れていくことになりました．そして，なんと！あなたがチームリーダーに決定しました．少し荷が重たかったのですが，普段から「意思決定の支援って大事だよなあ」と思っていたあなたは，がんばってみることにしました．今後，勉強会などをしていくことになりそうです．
　しばらくして，後輩からこんなことを言われました．
　「せんぱい，こんど意思決定の勉強会あるんですよね？　私も参加しよっかなって思って．だって，アドバンスケアなんとかって，なんだか流行ってますよね．やっぱり流行に乗り遅れちゃいけないかなって」
　それを聞いたあなたは，"自分は流行に乗って意思決定支援のこ

とを勉強しだしたのではない", そう思いました. しかし, 後輩に
そう返したら「でも, そういうの言われるようになったの最近です
よね?」とか「昔の人はそういうことあまり考えてなかったんじゃな
いですか?」とか言われそうで, しかも, それにうまく反論できそ
うもなかったので, その場はだまっていました.

　第1章は, そんなあなたが, この後輩に次のことをきちんと諭すこと
ができるようになるためにあります.
①人生最終段階というテーマの普遍性
②このテーマをいつの時代も人間は話し合ってきたということ

● **ちょっと考えてほしいこと**

　ここ数年,「人生の最終段階における意思決定プロセス」「アドバンス・
ケア・プランニング」「医療・ケアの意思決定支援」などの言葉をさまざ
まなところで目にするようになりました. 人生の最終段階における意思
決定というテーマはこの時代のトレンドと言ってもよいと思います. し
かし, 自分で言っておいてなんですが, 私はこれをトレンドとか流行と
して片づけたくないのです. 先ほどの「あなた」が, 後輩に"流行だから"
と言われて, 違和感を抱いたのと同じように, 私も, 近年のこのテーマ
の取り上げられ方に違和感と, 危機感を抱いています. 本書を書いたの
もその危機感があったから, というのが大きな理由だったりします.

　この危機感の全体像は, 本書全体でお伝えしていくことにします. こ
こでひとつだけ取り上げておくとすれば, 人生最終段階の意思決定とい
うテーマは, "この時代だから必要とされているのではない"ということ
です. 人生最終段階の意思決定をテーマにした文章を見ると, 必ずと
言っていいくらい, 次のような言葉が接頭語として使われています.「人
類未曾有の超高齢化社会を迎えるにあたって」,「これから多死の時代に
突入することに鑑みて」,「わが国が超高齢大国となる前に」などなど.
つまり, 高齢者が増え, その人たちがどんどん死んでいく, そんな時代
だから備えとして人生の最終段階の意思決定が"今こそ"必要なのだ, と
いう論調なのです. たしかに, 意思決定について考える必要性は増して

いる時代なのかもしれません．

　でも，ここでよく考えてほしいのです．一時期にたくさんではなくても，人間は大昔から，生まれ死んでいくことを繰り返してきました．どの時代にも死んでいく人はいたし，その人を見送った人が常にいたはずです．そして，きっとその人たちも，私たちと同じように，死を前にこれまでの人生を振り返り，わずかに残っているこれからの人生をどう過ごすかを考えて決めること，すなわち人生最終段階の意思決定について，悩んできたのではないかと思うわけです．このように想像を広げられれば，人生最終段階の意思決定というテーマが，普遍的かつ本質的なものであることがおわかりいただけると思います．

　じゃあ，それは"本当に"どんな人間にとっても重要なことなのでしょうか？　たとえば，昔々の人たちにとっても重要なことだったのか．こんなとき，私は哲学の本を読むことにしています（哲学の本といっても，堅苦しいものばかりではなく，ときには漫画つきで書いてあるようなものもあります）．なぜなら，哲学の本はまさに，昔々の人が考えたこと，それも生半可にではなく，考えに考えて書かれたものだからです．昔の人が何を考えていたかを知るにはもってこいなのです．

2　約2400年前，ソクラテスは自分の死をどのように考えたか

　今回紹介するのは，プラトンの書いた『ソクラテスの弁明』[1]，『クリトン』[1]，そして『パイドン』[2]という3つの著作です．プラトン（BC 427〜347）は古代ギリシアの哲学者で，その哲学は今日まで続く西洋哲学の最も重要な源流と言われています．プラトンという名前は誰でもどこかで耳にしたことがあるでしょう．プラトニックラブという言葉でも有名ですね（「プラトニック」ラブは「プラトン的」な愛という意味で，現代では禁欲的で精神的・純潔の愛のことを指しますが，プラトンが純潔の愛を説いたわけではないようです）．プラトンの著作のほとんどは，対話形式で書

3

かれていて，最も重要な登場人物は，師匠であるソクラテス（BC 470頃～399）になっています．中でも『ソクラテスの弁明』は特に有名です．

　紀元前399年，ソクラテスは元来の神を信じず，新しい神を導入し，また弁論によって青年を堕落させたという罪で，告訴されます．裁判でソクラテスは，一切の妥協や命乞いをせず，反論し，その結果，死刑宣告を受けることになります．裁判でソクラテスが語った言葉（反論），その様子を描いたのが『ソクラテスの弁明』です．権力におもねることなく，自身の信念を貫くことの大切さを説いているという意味で，現代の私たちが国や政治等とどう付き合うべきなのか重要な示唆を与えてくれる著作です．ぜひ一読されることをお勧めします（現代語訳や漫画も多く出ていますよ）．しかし，今回私は，これを違った観点から読みました．

　それはもちろん，ある人が人生の最終段階において何を語ったかという観点です．しかも，古代ギリシャ時代の賢人，ソクラテスが，彼の人生観，死生観を自ら語り，また友人と話し合った記録，それが前記の3部作ということができるからです．

裁判にかけられたソクラテス

　『ソクラテスの弁明』[1]においてソクラテスは次のように話しています（とプラトンが書いています）．以下は文献にあげた書籍を参考にさせていただいて，私が本書に関係する部分に焦点をあて，わかりやすい表現にして要約したものです．

> みなさんの中には，今回よりもはるかに軽い裁判であっても，涙を流して嘆願し，または同情を惹くために，子どもや親族，友人を証言に立たせた人がいたかもしれません．それなのに，今，私はおそらく命の最大の危機にあるにもかかわらず，ちっともそんなことをしようとしていない．それを不快に思う人もいるでしょう．（中略）アテナイ（ギリシャの首都アテネの古名）のみなさん，私にも家族もいれば，息子だっています．息子は三人いて，一人は青年になっていますが，他の二人はまだ子どもです．そうであっ

ても，私は無罪の投票をみなさんに哀願するために，息子たちをここに連れ出そうとは思わないのです．

　ソクラテスは裁判にあたって，あくまで正々堂々と自身の潔白を「弁明」することにこだわりました．つまり，刑を軽くしてもらおうと泣き叫んだり，家族を連れてきて情に訴えたりということをよしとしませんでした．その結果がどうなろうとも，正々堂々としていること自体を重視しました．その頑なさが，裁判員の心証を悪くし，死刑という結果を招いたと思われますが，こうした自身の人生観をまっとうすることのほうが彼にとっては大事だったようです．
　ここから私たちは，死に至っても自分の信念を曲げない，そうした強い価値観を持つ人がいる(いた)ことを知ることができるように思います．

ソクラテスは話し合いをしたかった

　ソクラテスは前記のように理路整然と，自身の正当性および信念の揺るぎなきことを語っていきます．裁判にかけられたことも，さらには死刑となることにすら，まったく後悔していない様子です．しかし，ソクラテスにもひとつだけ残念に思うことがあったようです．

　　私はどんな人に対しても不正を行ったことなどないと確信しています．しかし，みなさんにはそれを信じてもらうことができない．それは，私たちの語り合う時間があまりにも短かったからです．(中略)
　　しかし，無罪の投票をしてくれたみなさんとは，ここで起ったことについて，もっと話をしたいと思います．係の法官にはまだ仕事があるようですし，死が待っているところに私はすぐに行かなくてもいいようですから．みなさんはどうか，その間だけでもいいですから，一緒にいていただきたい．許された時間のあいだ，雑談することは少しもさしつかえはないのですから．

ソクラテスが後悔していたこと，それは裁判にかけられるような事態を招いたことでも，自身の裁判でのふるまいのために最も重い刑が科せられたことでも，自分がこれから死に向かうことでもありませんでした．彼が唯一残念に思ったのは，十分に話し合う時間がなかったこと．それは，無罪に投票した人たちとだけではなく，有罪に投票した人たちともです（当時の裁判はくじで選ばれた市民501人が陪審員となり投票するという形式で行われていました）．

ソクラテスが話をしたかったのは，死を前にしてなお，多くの人に徳を持って生きることを伝えたかったからなのか，または，もっと本能的に誰かと場を共有することを欲したのか．それはわかりませんが，まさに人生の最終段階において，私たちが誰かと「話し合う」ことを必要とするということは言えるでしょう．そして，少なくともソクラテスにとっては，その話し相手は，同じ意見の人や，一緒にいて心地よい人だけではなく，自身に有罪投票をした人たちをも含んでいました．人生の最終段階に話し相手となるのは，私たちにとってイエスマンだけではなく，ときには意見に反対する人や，あえて厳しく諭してくれる人も必要ということなのかもしれません．

周囲の人はどう受け取ったか

周囲の人にとっても，ある人の人生の最終段階は大きなできごととなります．そして，その人がいなくならないように（死なないように），最大限のことをしようとするし，それが叶わないとわかっていても，できるだけその人に関わろうとします．

ソクラテスの竹馬の友，クリトンはまさにそうした人でした．刑執行の3日前（それまでにも何度も訪れていたようです），クリトンは獄舎にいるソクラテスを訪ねていきます．そして眠っているソクラテスをしばし見守り，ソクラテスが目を覚ましたところでこう言います．

僕はさっきから，君が気持ちよさそうに眠っているのを見て驚い
ているところだよ，君にできるだけ快いときを過ごさせるためにわ
ざと起こさないでいたのだ．僕はこれまでもよく，君のことを見る
につけ，君の性分を幸福なやつだと思っていたけれど，今度の不運
にあたって，君がいかにも楽々と平静にしているのを見ると，特に
その思いを強くするよ．（中略）
　僕はね，残念な知らせを持って来たんだ，もっともそれは，君に
とって残念とはいえないみたいだけれどね．でも，僕とすべての君
の友人にとっては悲しく堪え難い知らせだ．とりわけ僕にとっては
一番堪え難いと思われるものなのだよ．

　クリトンは，ソクラテスに脱獄して他国へ移住することを勧めにきて
います．これは，他の友人や仲間たちからも何回もなされたものだと思
われます．そしておそらく，逃亡しようと思えばいつでもできたはずな
のです．彼は偶然の事情が重なり，30日間をそこで過ごしましたし，
クリトンのように，友人がいくらでも出入りできた状況でした．しか
し，（もちろん）ソクラテスは，その申し出を断り続けました．逃亡は彼
の信念に背く行為であるからです．
　その代わりに，どうしてこのように行動するべきであるかを，丁寧に
クリトンに説いていきます．「俺の決めたことだ」と友人を突き放すでもな
く，「どうせ誰でもいずれは死ぬのだから」とニヒルになるのでもなく，丁
寧に，ここに至って「どう振舞うべきなのか」を話すのです．クリトンは，
その“ソクラテスらしさ”を見て，最終的には納得するのです．
　人生の最終段階において，私たちもソクラテスのように，死をものと
もせず，微塵のぶれも見せずにいなければいけないのでしょうか．いえ，
そうではありません．ソクラテスのような信念の人になることは誰にで
もできることではありませんし，なる必要もありません．死を前に迷い，
怖れ，なんとか免れたいとあがくことも人間の一側面だと私は思ってい
ます．私たちがソクラテスから学ぶべきは，最期のときが近づくほどに，

友人と，また，家族と話をすることの大切さなのではないでしょうか．

 ## ソクラテスにとっての「死」

最後に，「死」についてソクラテスがどう考えていたかを知っておくことにしましょう．『パイドン』[2]にはソクラテスの死刑執行日の様子が書かれています．ソクラテスは仲間たちと「魂」について対話します．日暮れ近くなって，ソクラテスは毒薬を飲み亡くなります．その臨終の様子までが描かれています．

「哲学は死の練習」という有名な言葉ができた理由も『パイドン』[2]に収載されています．その部分を見てみましょう．

> 哲学するというのは死ぬことの練習をしているということなのだよ．肉体は魂を惑わす．肉体があるうちは魂が真理と知恵を得ることはできない．だから知恵を，本当の真理を得るということが可能なのは，実は死者になったときなのだ．哲学をするものが，魂それ自身だけを持とうと望んでいながら，死を前にして恐怖するというのは，これ以上ない不合理なことなのだ．あの世へ着けば，一生をかけて憧れ続けていた，本当の知恵を得るという希望がある．それを喜ばないなんておかしいだろう？　だから，哲学をするものにとって，死ぬことは少しも恐ろしくないのである．（後略）

ソクラテスは霊魂の不滅を信じていたようです．そして，真の知恵は魂そのものによって事象を見なければ得られないと考えていました．となると，肉体（それは性欲など，肉体的な欲のみを指しているのではなく，視覚や聴覚といったものすら含まれる）は邪魔なものになります．では，肉体から解放されるのはいつか．もちろん，死ぬときです．だから，哲学者にとって，死とは，真の知恵を得ることのできる喜ばしい瞬間であり，真の知恵を得ようと努力している日々の思惟は，死の練習というわけなのです．

ここで，霊魂は本当に不滅なのかとか，人間を魂と肉体に分ける二元

論はいかがなものかとかを議論するつもりはありません．私は，これらの文章をみて安心したのです．ああ，2000年以上前の人間も，「死」について，このように真正面から議論していたんだ，というふうにです．哲人ソクラテスのことですから，本当に死を恐怖していなかったのでしょう．しかし，それでも「死」について語り合う必要はあった．ずっと昔から人間にとって「死」は人生の主要なテーマであり[3]，数えきれないほどの人が数えきれない回数，死を前に話し合ってきたのです．

3 人間は大昔から人生最終段階について話し合ってきた

　さて，これで
①人生最終段階というテーマの普遍性
②このテーマをいつの時代も人間は話し合ってきたということ
について示すことができたのではないかと思います．別に，わざわざ哲学の本まで持ち出さなくてもあたりまえのことでしょ？　そんな声が聞こえてきそうです．

　これは，私の性分なのです．建物を建てるときに基礎がしっかりしていなければ，その上にどんなものを建てても危ういのと同じように，何かを突き詰めて考えていくとき，その土台が揺らいでいたら，その後のロジックも危うくなる，そう考えているのです．だから，人生の最終段階における意思決定およびその支援について考えていく前に，このテーマの普遍性を示しておきたかった，そういうわけなのです．

　ここまでで，晴れて第1章は終わり．第2章は，みなさんのイメージ（ニーズ？）により近い「人生最終段階の話」になります．

● 文献
1) プラトン（久保　勉訳）：ソクラテスの弁明・クリトン，岩波書店，1964
2) プラトン（岩田靖夫訳）：パイドン，岩波書店，1998
3) フィリップ・アリエス（伊藤　晃ほか訳）：死と歴史―西欧中世から現代へ，みすず書房，1983

第2章

人生最終段階の意思決定⇔支援

1 人生最終段階とはいつのことか？

 人それぞれの「人生最終段階」

　この本は，人生最終段階の意思決定や，コミュニケーションをテーマにしたものです．ですから，まず，「人生の最終段階」が，どれくらいの時期のことを言うのかを決めておかないといけません．ただ，これが容易なことではないのです．だって，人生のいつ頃を最終段階と考えるかなんて，当然のことながら人によって違うからです．

　たとえば，学校でやった反復横跳びの回数は，10代後半がピークと言われています．こうした運動能力は，おおむね10代後半からせいぜい20代前半がピークで，その後は衰えていくばかりです．運動能力や体力に依存した仕事をしていたり（運動選手など），人間の価値をそこに置いている人にとっては，人生の最終段階は20代後半以降のすべてと考えるかもしれません．しかし，経験を重ねるほどに円熟味を増してい

11

く伝統芸能に関わる人であれば，自分の体が動くうち，頭が動いているうちは自分が人生の最終段階にいるとは考えないでしょう．さらには，病気のあるなし，場合によっては命のあるなしにかかわらず，魂は成長し続けるのだと考えている人は，亡くなるまで，もしくは亡くなっても自分が人生の最終段階であるとは言わないでしょう（ソクラテスはそうだったかもしれませんね）．

このように，いつを自分の人生の最終段階と思うかは，人によってかなり幅があるため，一つに決めるのは難しいのです．

国の調査における「人生の最終段階」表現の変遷

そもそも，この「人生の最終段階」という言い回しがどこから出てきたかというと，それはおそらく，国，厚生労働省からです．以下，簡単に経緯を説明しておこうと思います．

わが国の高齢化が進み，多死の時代がやってくることは，ずいぶん前からわかっていたことです．国としても，その対策についてずっと頭を悩ませていたと思います[1]．厚生労働省（当時は厚生省，2001年より現組織）は，まず，このことに関わる検討会を設置しました．1987（昭和62）年のことです．当時は主にがんの末期患者やいわゆる植物状態の患者の医療に焦点があたっていたため，検討会の名称は「末期医療に関するケアの在り方の検討会」とされ，「末期医療」という言葉が使用されていました．

1993（平成5）年には初めての国民の意識調査が行われましたが，これも「末期医療に関する国民の意識調査」という名称が使われていました．この意識調査は，その後もおおむね5年ごとに実施されていますが，その名称の変遷に，国のスタンスと時代の流れがあらわれています．2003（平成15）年に行われた意識調査は，「終末期医療に関する調査」となりました．これは，がんや植物状態だけではなく，老衰やフレイル*など，

フレイル：加齢により心身の活力が低下して心身の脆弱性が出現しているが，適切な介入・支援によって生活機能の維持向上が可能である状態．

比較的長期（がん末期や植物状態に比べて）に療養する人も含んで検討する必要性が時代とともに高まっていったことを示しています．

そして，2012（平成24）年に成立した社会保障制度改革推進法に，「個人の尊厳が重んぜられ，患者の意思がより尊重されるよう必要な見直しを行い，特に人生の最終段階を穏やかに過ごすことができる環境を整備すること」を必要な改革の措置の一つとしたことなどを受けて，2013（平成25）年の調査の名称は「人生の最終段階における医療に関する意識調査」となりました．これによって，医療行為をどうするかということのみに注目するのではなく，人生の最終段階におけるその人の生き方，人間の尊厳を支えることに着目していこうという流れができたようです．いずれにしてもこのあたりから「人生の最終段階」（本書では人生最終段階と表現することもあります）という言葉が使われるようになったと考えられます．

着眼点が変わってきたということはあるにせよ，「末期医療」を「終末期医療」と言い換え，さらに「人生の最終段階」という言葉が使われるようになった．これをみると，厚生労働省の意識している人生の最終段階は，亡くなる前の比較的短い期間のことを指しているようです．実際に意識調査の項目は，自身の死が近い場合に受けたい医療（多くの人は延命治療：人工呼吸器の装着などをイメージする）について家族と話し合ったことがあるかどうかとか，自分で判断できなくなった場合に備えて，受けたい治療（これも同様）などについて書面に残しているかなど，かなり死が迫ったときのことをテーマにしています．

医療現場（臨床医学）における「人生の最終段階」

● 事例で考えよう

では，臨床ではどのあたりを人生の最終段階とするのがよいのでしょうか．

「アドバンス・ケア・プランニング」という用語があります．アドバンス・ケア・プランニングは簡単に言うと，「将来受ける医療やケアについて，患者・家族・医療者があらかじめ話し合うこと」なのですが，そ

の話し合いの話題は，意識調査にあるような，死が近いときの医療のことだけではなく，現時点での気がかりや，人生に対する考え方みたいなものも含みます．これは，あえて含んでいるというよりは，臨床での患者さんとのやりとりは，それが自然なことだからだと私は思っています．これがどういうことなのか．

では，ちょっと想像してみてもらいましょう．

> あなたは，重い病気にかかっています．今すぐに死んでしまうことはないものの，治すことはできない病気です．年単位で徐々に進行していくものであることは，自分でもわかっています．今の病院にはもう何年も通っており，医師や看護師とは病気以外のことも話せるような間柄になっています．ここ数ヵ月は調子が悪く，検査をしたところ，病気がさらに進行していることがわかりました．医師からは，このまま進行していくと，ひょっとすると1〜2年の予後かもしれないと言われました．それを聞いた直後は，何も考えられない状態でしたが，しばらくして冷静になってくると，今度はいろいろなことが不安になってきました．その不安なことを，次に病院に行ったときに医療者に話してみようと思っています．

さあ，この人の気持ちになってみてください．準備はよろしいですか？

では，質問します．あなたが不安に思っていること，気にかかっていることは何ですか？　もしくは，何を医療者に話してみようと思っていますか？（**図1**）．

おそらくさまざまな不安や気がかりが浮かんだと思います．

これから病気がどういう進み方をするのか，痛くなったり，苦しくなったりはしないのか，もし痛みなどが出たとして対処方法はあるのか，病気の進行を抑える治療は本当にないのかなど，病気そのものや治療に関する疑問．

いつか入院しないといけないのか，このまま家で過ごすことはできるのだろうかといった療養に関する心配．

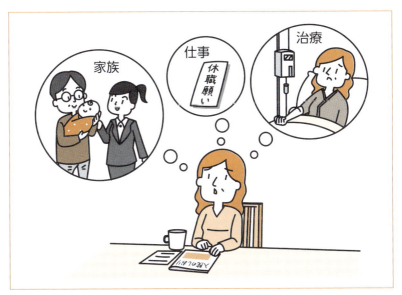

図1 何を医療者に話してみるか

　職場にはどう伝えたらいいのだろうか，家族とはどんな話をしておかないといけないのだろうかといった人間関係に関わる気がかり．
　さらには，自分の人生にどんな価値があったのだろうか，無事に往生できるのだろうかといったスピリチュアルな悩み．
　このように，とてもたくさんのことが頭に浮かびますし，関係性がよい医療者となら，このさまざまなことについても話したいと思うでしょう．それが自然なことなのです．もちろん，いざとなったときには，人工呼吸器はつけようか，それともやめておこうかといったことも考えたかもしれませんが，そのことだけを話すのは不自然なんですよね．結局は本人がどう思うかにはなるのですが，おそらくこの人は人生の最終段階にあるといっていいでしょう．
　こうやって考えてみると，やはり，人生最終段階の話し合いの内容というのは，意識が低下したときに人工呼吸器をつけるか否かといった生命の最終段階のことだけがテーマなのではなく，まさに人生の最終段階

において，その後の生活やその生き方をテーマとするものだということができそうです．

となると，人生の最終段階というのは，わりと長い期間のことを指すことになりますし，本人がそう認識していることが一番大切になるのでしょう．

え？ でもそれでは結局いつかがわからないので，意思決定の支援をする立場としては困る？ まあ，それもそうですね．「本人がそう認識したときが人生の最終段階である」を本質としつつ，この本として，おおむねどれくらいの時期のことを取り上げるのかはコンセンサスを得ておくほうがいいですね．

● サプライズクエスチョン

こんな質問があります．通称,「サプライズクエスチョン」と言います．これは1990年に開発された予後予測ツールです[2,3]．やり方はすごく簡単で，医療者が，「この患者さんが1年以内に亡くなったら驚くか」と自分自身に問うてみるのです．もし，それに驚かなかったら，その患者さんには緩和ケアを始めたほうがいいとされています．緩和ケアを始める時期であるということと，人生の最終段階である，もしくは人生最終段階の話し合いを始める時期であるということは必ずしも同じではありませんが，医療からみて，人生の最終段階がいつからかというときの目安にはなる方法だと思います．

まとめます．

> **生命に関わる病気（高齢であることやフレイルも含む）があり，おおむね1年以内に生命に関わるイベントが起こる可能性があるときを人生の最終段階という**

本書ではこう定義しておこうと思います．

2 人生最終段階の意思決定―過去60年の議論をふりかえる

 歴史をふりかえるにあたってのおさらい

　あなたが意思決定支援のチームリーダーになってから，しばらく経って，例の後輩に声をかけられました．

> 後輩　せんぱーい．今，少しだけいいですか？
> あなた　うん，いいよ，どした？
> 後輩　せんぱい，この間言っていた最終段階がなんとかっていうやつどうなりました？
> あなた　う，うん（最終段階がなんとかって……），まずは，チームのみんなでいろいろ調べてるところ．結構いろいろ勉強したかな．
> 後輩　あー，よかった．ちょっと聞きたいことあって．
> あなた　あ，聞きたいこと……，あ，うん，そうね，答えられることならいいんだけど……
> 後輩　はい，何かの本で，もう事前指示なんて古い，今はアドバンス・ケア・プランニングだとか書いてあったんですよ．へえ，と思って，読んでみたんですけど，違いがわからなくて．だって，どっちも亡くなる前のこと決めるんですよね？
> あなた　あ，えーと，いや，あなたもすごい勉強してるじゃない．えーと，それで，アドバンス・ケア・プランニングと？　何が？　違いが？…

　人生最終段階の意思決定を実際にどう支えればいいのか早く教えて！　その気持ちはよくわかります．でも，その前にちょっとだけ歴史をひもといてみましょう．歴史と言っても今回はそんなに長い歴史ではありません（古代ギリシアまでは戻りません）．せいぜい半世紀くらいのできご

17

とです．

歴史を学ぶことの意義は大きく2つあります．ひとつは，**現在ある方法論は，ある日突然現れたたものではなく，そこに至るまでさまざまな人たちが努力し，考えてきたそのプロセスがあってこそ**だと知ることです．人生最終段階の意思決定にも歴史があります．その歴史の文脈を持って理解することが必要です．もうひとつは，**過去の失敗を繰り返さないようにする**ためです．人生最終段階の意思決定の歴史は，ある種の失敗の歴史でもあります．その旗印である「当事者（患者）中心」は変わっていないのですが，それを達成するための方法は，各年代で実は失敗に終わっています．現在の方法もベストかどうかはわかりません．10年後には「あのときのやり方も失敗だったよね」と言われているかもしれない．ですが，私たちは少なくとも，過去の失敗を繰り返すことはしてはなりません．そのためにも，歴史を知っておく必要があるのです．

そして，もちろん，例の後輩の疑問に答えることにもなりますね．

医療におけるパターナリズム

歴史を見直していくうえで，ガイドとしてひとつのケースをあげておくことにします．

> 鈴木カズ枝さんは，今年で73歳になる女性です．1年前から肺がんの治療をしています．最近撮ったCTで腫瘍の増大があり，抗がん治療薬を変えるか，または抗がん治療をやめるか，そんな判断を迫られています．同時に，今後どこで治療をするか，どこで過ごすかといったことについても考えていかなければいけない状況です．家族（夫，息子夫婦）は抗がん治療を続けてほしいと言っていますが，鈴木さんは前回の抗がん治療の副作用が思っていたよりもつらかったこともあり，できればやめたいと思っているようです．

歴史の見直しは1950年代の米国から始めることにします．当時の米国で，まずはアフリカ系アメリカ人の公民権運動（反人種差別運動）が始まりました．それを皮切りに，消費者運動，女性解放運動などに波及し

2　人生最終段階の意思決定—過去60年の議論をふりかえる

ていきました．これらを，あえてひとまとめにすれば，**当事者の権利運動**ということができそうです．こうした権利運動の流れが，医療にも入り込んできます．1970年代のことです．

　それ以前の医療はパターナリズム*に基づいて物事が決定されてきました．すなわち，医師が一番よいと思う治療を判断し，それを患者さんに適用していくというやり方です．ここで"一番よい"というのは，"患者さんにとって"ということになりますが，"目の前の"○○さんという患者さんにとってではなくて，**"人間一般"である患者さんにとって**というのがポイントです．当時の医師が鈴木さんと面談したらこんなふうになったでしょう（もちろん，1970年代にはまだ肺がんに対する有効な抗がん治療薬はなかったのですが，そこは目を瞑ってください）．

> **医師**　この状況ならね，○○っていう薬が使えるんだよ．普通，治療法があるならやりますよね．それが人間ってものだ．最後まで諦めちゃいけないよ．具合が悪くなったら，すぐに病院に来たらいいから．じゃあ，来週からやりますよ，次の抗がん剤．
> **鈴木さん**　はい，わかりました．先生にお任せします．

　このやりとりを見て，みなさんはどう思われるでしょうか？「あまりよくないな」「患者の意向を聞いていない（だから悪い）」「これじゃあ患者さんがかわいそうだ」そんなふうに思ったに違いありません．少なくとも諸手をあげて「最高！」と言う人はいないと思います．しかし，ここ

パターナリズム：語源はラテン語のpater（父親）．父権主義，温情主義などと訳される．父親が子どもの利益に配慮して，子どもに助言をしたり干渉したりするように，国家や専門団体など，ある種の力を持っている側が，そうでない人の利益になるように，情報や行動を制限することをいう．従来の医療はパターナリズムに基づいて行われてきた．日本の医療システムにおいては特に医師の権威主義が存在し，いまだ患者が従属的な立場におかれているという批判があり，患者の自己決定権が広く認められるようになった現在，パターナリズムは否定的に語られることが多い．一方，実際の医療現場においてパターナリズムを一切排除することは不可能であり，今後はどのような場面，どのような状況ならパターナリズム的な干渉が許されるのか，議論が必要とされている．

で考えておかなければならないのは，みなさんは現代の価値観に基づいて判断をしているということです．

　このやりとりを，1970年以前の人たちが見たらどう思ったか．そうです，あまり違和感を抱かなかったはずなのです．「お医者さんが専門家なのだから，一番いい方法を知っているのだろう．だからお任せしよう．医療ってそういうもんでしょ」そう考えたと思うのです．それだけ，この医療における意思決定についての世の中の認識は，半世紀で大きく変わったということです．それを覚えておいてもらって，歴史をたどることに戻りましょう．

 当事者の権利運動が人生最終段階の医療に流れ込む
―リヴィング・ウィル

　1970年代に当事者の権利運動が，医療にもやってきました．それはすなわち，医療の「当事者」である患者さんの自律を尊重する患者中心医療の始まりです．この時期にインフォームド・コンセントの概念が固まったことは周知のとおりです．この流れは人生最終段階の医療にも入り込みます．死の間際に至ってモニター類のコードや，各種点滴，人工呼吸器などのチューブにつながれる姿は「スパゲティー症候群」と言われ，とりわけ批判の的となりました．

📎コラム　固定化されたリヴィング・ウィルへの疑問

　「リヴィング・ウィル」という言葉のニュアンスは，現在の日本においても米国と同様，ほとんどの場合「延命拒否」を意味するようです．有無を言わさず延命治療が行われていた20世紀には，その反対の意思である「延命拒否」を明確にしておくことが重要でした．その意思を表明することが，その人の尊厳を守ることにつながったからです．その流れのまま，現在でも「リヴィング・ウィル」は，「延命拒否」と同義で用いられています．

　しかしながら，本来，リヴィング（生前の）ウィル（意思）は，「延命処置を断る

この頃，使われ出したのが「リヴィング・ウィル(living will)」という言葉です．リヴィング・ウィルは「生前の意思」などと訳され，そのままであれば，本人のどのような“意思”も含むはずではあるのですが，基本的には延命措置について，しかも延命措置を断る“意思”のことを指していました．

自分の人生の最終段階のことを自分で決める，こうした考えは徐々に社会に広がっていくことになりますが，この流れを一気に加速させた事件が1975年に米国で起こります．カレン・クインラン事件と言います（どうしてこう，倫理とかの話は，米国の事件とか裁判とかが出てくるんでしょうね．おそらくは，明文化された，過去の考えを示しやすいからだとは思っているのですが……）．これは，遷延性意識障害(いわゆる植物状態)となった女性の人工呼吸器の取り外しについて争われたものです．

カレンはパーティーでアルコールとトランキライザー(精神安定剤)を飲んだ後，意識を失い(おそらく吐物による窒息と思われる)，病院に搬送されて人工呼吸器が装着されました．彼女の両親は，衰弱していく彼女を見かねて，人工呼吸器を取り外してほしいと病院側に依頼しますが，病院側が断ったため，裁判所に死ぬ権利を訴え出たものです．最終的にニュージャージー州最高裁まで上訴された後，父親の代理主張(人

という固定的なものではなく，逆に延命をしてほしいというウィルがあってもいいわけです．どんな状態でもいいから長生きすることが自分の尊厳であると考える人がいてもおかしくないからです．どのようなリヴィング(生前の)ウィル(意思)を持とうとも自由であって，ウィルを固定化することは自律の尊重に反することです．

21世紀になり，医療は本人が希望しない場合には，無駄な延命をしない方向に全体としてシフトしています．何もウィルを表明しておかなければ延命されないこの時代において，むしろ「延命をしてほしい」と表明する「リヴィング・ウィル」が必要になっているのではないでしょうか．

工呼吸器の取り外し)が認められました．この事件は世界中に報道され，死に関する自己決定の権利をめぐる議論が拡大することになりました．この事件とときを同じくして，1976年に，カリフォルニア州において「自然死法(Natural Death Act)」が制定されています．これは，世界初のリヴィング・ウィルに関する法律です．

　ちなみに，カレンさんはどうなったかというと，人工呼吸器を外したところ，自発呼吸が戻り，意識こそ戻らなかったものの，人工栄養でその後9年間生きることとなります．この事実は，人間の命を判断するということについて，まだ医療は不確実であることの証左でしょう．この事件から私たちが学ばなければいけないのは，こちらかもしれません．

リヴィング・ウィルの制度化—アドバンス・ディレクティブ

　1980年代に起きた別の女性の事件をみると，人生の最終段階における医療の決定について，社会の認識が変わってきたことがよくわかります．ナンシー・クルーザン事件と言います．ナンシーは1983年の自動車事故で，やはり遷延性意識障害となっていました．自発呼吸はあったものの，痛み刺激以外の刺激には無反応で，人工栄養に頼って生きていました．1987年に両親が人工栄養と水分投与の中止を求めて裁判を起こしました．連邦最高裁まで争われ，本人の意思がわからない以上は，生命そのものの神聖性(SOL：Sanctity of Life)*を重んじるべきだとい

SOL(Sanctity of Life)：そのまま訳すと，生命の尊厳，生命の神聖性となる．生きていること自体が尊いことであり，どのような状況であっても(たとえ遷延性意識障害であっても)，人為的に生命を絶つことを厳しく戒める考え方のこと．しかし，状況は変わりつつある．生命操作技術が高度に発達した(人工妊娠中絶や生命維持装置による延命治療など)現代においては，必ずしも生命現象のすべてが神秘のベールに包まれているわけではなく，すなわち生命の「神聖性」は人々の認識の中では失われつつある．そこで，SOLに対置される考え方としてQOL(Quality of Life；生命の質)が登場することとなった．QOLは，生命そのものよりも「人間らしさ」「生きている状態の質」を問う．そうなると，その生命がもはや人間に値しない，生かされていることがむしろその人の尊厳を奪っている状況(たとえば遷延性意識障害)においては，その人の生命を絶つことがむしろ人道的であるという説明が成り立つこととなる．ナンシー・クルーザン事件は，SOLからQOLへのパラダイム変化の岐路でもあったと言ってよいかもしれない．

う判断で，一旦，訴えは退けられることになります．本人の意思を示す証拠がなかったからです．

しかし，その後，かつての同僚が，「もし植物状態になったとしても，強制的に栄養を補給されることは絶対にイヤ」とナンシーが言っていたことをはっきりと覚えていたことから，最終的に栄養中止が認められ，実行に移されました．人工栄養と水分を中止して12日後にナンシーは亡くなっています．

この裁判は，たとえ本人がそのときに意思を表明できない状態であっても，患者自身に自分に行われる医療やケアの決定権があること，それは事前の意思表明によって成立することを認めたという点で，またひとつの大きな契機でした．

カレン事件の際，人工栄養の中止については，両親は求めていませんでした．カレン事件からクルーザン事件までのおよそ10年間で，延命治療に関する社会の認識は変わってきていることがわかります．たとえば，アメリカ医師会にしても，カレン事件当時は，「延命治療の中止は安楽死と変わらないので認めない」という立場をとっていましたが，1986年の倫理規定改訂においては「延命治療の中止は非倫理的な行為ではない」としただけでなく，「中止を検討すべき延命治療には，人工的な栄養・水分の補給も含まれる」と，正反対の立場をとるようになっています．いずれにしても，患者本人が意向を"事前に"表明しておく重要性の認識が高まったのがこの時代ということはできそうです．

このような時代背景の中，1990年に米国は連邦法（米国全州に適用されるもの）として「患者自己決定法」（Patient Self-Determination Act：PSDA）を制定しました．PSDAは医療場面において，患者が意思決定をする権利と，医療機関が認める範囲で「事前指示書：アドバンス・ディレクティブ（Advance Directive：AD）*」が有効であることを保証した

アドバンス・ディレクティブ：「将来自らの判断能力が失われた事態を想定して，自分に行われる医療行為への意向について医師へ事前に意思表示をすること」とされる（酒井明夫ほか（編）：生命倫理事典，太陽出版，p6-7，2010）.

第2章 人生最終段階の意思決定⇔支援

法律です.法的に患者の意思決定権を認めた,すなわち,人生最終段階の本人の意向(リヴィング・ウィル)が制度化されたものということができます.この法律ができたことによって,社会一般にアドバンス・ディレクティブが広く認識されるようになりました.

 ## アドバンス・ディレクティブの失敗

　患者自己決定法が目指したのは,患者が自己決定できる環境づくりです."患者中心"の医療を求める声の高まりに呼応して,精査や実証がないまま,法制化は一気に進みました.後から考えれば,ですが,PSDAの成立は性急すぎたと考えられます.いえ,「患者中心医療」という大目的はよいのです.それは今も変わりません.その目的を達成するための方法が,結果的にいまひとつだったというわけです.

　当時(現在も?),"患者本人が""事前に"意思を表明しておき,その表明のとおりに医療を行えば患者本人が意思決定をしたことになる(＝自律が尊重される)と人々は考えました.しかし,ことはそう単純ではありませんでした.ストレートに言えば,**アドバンス・ディレクティブは失敗に終わった**のです.

● アドバンス・ディレクティブをやってみると

　これはもうみなさんに実感してもらうのが一番でしょう.アドバン

```
私は,下記の医療行為について,受けるか否かについて
以下のように希望します.

① 輸液              (1)希望する  (2)希望しない
② 中心静脈栄養       (1)希望する  (2)希望しない
③ 経管栄養(胃ろう)   (1)希望する  (2)希望しない
④ 昇圧剤の投与       (1)希望する  (2)希望しない
⑤ 人工呼吸器         (1)希望する  (2)希望しない
⑥ 蘇生術             (1)希望する  (2)希望しない
⑦ その他(具体的に:                              )
```

図2　事前指示書の例

ス・ディレクティブをやっておいたら幸せになれそうかどうかを，です．

図2に示すワークをしてみてください．

さあ，いかがでしたか？　そもそも，これ，書けます？　「書けっていうから無理矢理書いたのに」という声が飛んできそうですが，私は書けません．だって，これ，いつのこと？　どんな状態？　それがわからなければ書けないですよね．輸液って言われても，そりゃあ必要なときにはやってほしいし，必要ないときにはやってほしくないし．両方に○したいような，真ん中くらいに○したいような．

これは，少し前まで実際に使われていたリヴィング・ウィル，もしくは事前指示の書式です．終末期となっているので，その時期はある程度想定されているとはいえ，それがどんな状況かが想像できないので書けるような代物ではありません．もっと大切な気づきは，では，今から私がみなさんの書いたこの意向を大事に取っておき，みなさんが終末期になったとき，意思決定能力が低下したときに，担当の医師に渡す約束をしたとしたらどうか，ということです．つまり，そうしたらあなたは安心ですか，幸せになれそうですか？　ということ．そう思う方はおそらく一人もいないのでは？　参考に米国の代表的なアドバンス・ディレクティブである5 wishesも例示しますが，課題は同様でしょう（表1）．

これで，終末期に行われる医療行為について，事前に決めておいても，よいことが生まれそうもないことが感覚としてわかっていただけたのではないかと思います．

●アドバンス・ディレクティブの効果の大規模研究

当時行われた研究を　ひとつだけ紹介しておきます．通称SUPPORT study（The Study Understand Prognosis and Preferences for Outcomes and Risks of Treatments）と言われる米国で行われた研究です[4,5]．9000人以上の入院患者を対象としたかなり大規模な研究です．

この研究では，熟練の看護師が，患者の病状認識を確認したうえで，アドバンス・ディレクティブを聞き取り，それを医師に伝達するということが行われました．"事前に""患者本人が"意向を表明したわけです．患者さんが事前に行われる医療について決めておけば，患者さんの意向

表1　5つの願い(5 wishes)の内容

1	代理意思決定者の選定	・代理人が誰か ・代理人に依頼したいこと/したくないことは何か
2	医療行為	・受けたい/受けたくない医療行為は何か ・自分が意味するところの生命維持治療とは何か(人工呼吸器,栄養補給チューブ,心肺蘇生装置,大手術,輸血,透析,抗菌薬など) ・DNAR(心肺蘇生などを行わないこと)の表明
3	快適さ	・心地よく過ごすためにしてほしいこと ・鎮静のこと ・せん妄時の対応 ・マッサージなどのケア ・好きな音楽を流すこと
4	介護者に求めること	・一緒にいること ・手を握ること ・祈ること ・明るく,優しく接すること ・自宅で亡くなりたいこと
5	愛する人へのメッセージ	・愛していたこと ・許しを得たいこと ・私の死を成長のときとして捉えてほしいこと ・葬儀や埋葬についての希望

5 wishesは最も頻用されているアドバンス・ディレクティブの書式の一つである.米国NPO「Aging with Dignity」によって作成され,20数ヵ国の言語に訳されている.

(森田達也ほか(監):緩和ケアレジデントマニュアル,医学書院,p34,2016より引用)

に沿った医療が行われ,患者さんや家族の満足度が上がり,無駄な延命治療もなくなって医療コストも抑えられる……みなさんがそう思われるように,研究者もそれを期待していたのだろうと思います.

　しかし,結果,終末期患者の50％が心肺蘇生や人工呼吸器の使用など望まない治療を受けていたり[4],終末期患者の希望を医療の内容に十分に反映できなかったり[5]していたことがわかりました.また,医療コストについても有意差は出ませんでした(統計を少しでも知っている方であれば,標本数が多ければ多いほど統計学的有意差が出やすいことは

ご存知でしょう．9000人ですよ，9000人！）．

　どうもアドバンス・ディレクティブという仕組みだけでは，患者を尊重できないかもしれない，そういう反省がなされるきっかけとなった研究です．

●残念な「患者中心の医療」

　当時の人々が，いや，現在でも一定数の人が素朴に信じている「事前に本人が決めておけば，患者中心医療」が，例の鈴木さんに行われるとこんな感じになります．

> 医師　次の抗がん剤を選択すると，これこれこういうメリットがあります（有効率は○○で，2年生存率が○○です）．デメリット，つまり副作用もこれこれこれくらいの確率で起きることがあります．正直，どれくらい効くかはやってみないとわかりません．今後どこで過ごすかとか，まあ，いわゆる最期の医療のこととか，それはあなたではないとわからないことですよね．私が決めるわけにはいきません．説明はなんでもしますので，最終的にはご自身で決めてサインしてきてください．きっとあなたの中に答えはありますよ．
>
> 鈴木さん　自分でね…はい…

　今度はいかがですか？　このやりとり，「いいね！」と思えますか？私はあまり思えません．私が患者だったとしたら，なんだか突き放されたような，そんな感じがすると思います．しかし，これが残念ながら，今でも医療の多くの場面で行われている"患者中心医療"です．そして，今，違和感を持っているみなさんであっても，その理由を説明できなければ，容易にこのように**残念な"患者中心の医療"**に流されてしまうことでしょう．

　解決法は以降の章に譲ることとして，ここではまず，単純に本人が（一人で）"事前に"決めておくという方法はいまいちだということを理解しておきましょう．

27

アドバンス・ディレクティブを越えて

●現在の到達点：アドバンス・ケア・プランニング

　では，アドバンス・ディレクティブに失敗し，反省した人達が，次に何を考えたかをみていくことにしましょう．アドバンス・ディレクティブの限界を受けて，次に議論されるようになったのが，アドバンス・ケア・プランニング（Advance Care Planning：ACP）という考え方です．ここではあえて一般向けの説明を引用します．英国のNational Health Serviceが一般向けに出しているブックレットには，このように紹介されています．

>　「アドバンス・ケア・プランニングは，あなたと，あなたをケアする人，たとえば看護師や医師，ホームマネージャー，または家族と話し合うプロセスのことを指します．この話し合いの中で，あなたは，将来のケアについての見解や好み，希望を表すことになるでしょう．アドバンス・ケア・プランニングは自発的なものであり，誰かからの圧力をもって行われるものではありません」[6]

　一般向けなので，シンプルに書かれていますが，この文章にアドバンス・ケア・プランニングの要点がすべて含まれています．つまり，①患者と医療・福祉関係者，家族がともに行うこと，②将来のケアについての話し合いであること，③プロセス全体をさしているということ，④患者の意向や希望を表すのが目的であること，⑤自発的に行われるべきものであること，の5つです．

　アドバンス・ケア・プランニングという方法で人生の最終段階の意思決定を支援するとどうなるか，その問いに答える研究も進んでいます．ここでも，ひとつだけ紹介しておきましょう．2010年に，オーストラリアにおいて行われた無作為化比較試験[7]です．つまり，アドバンス・ケア・プランニングを行った群と，行わなかった群を比べてみたということです．結果，アドバンス・ケア・プランニングを行った群では，終末期において患者・家族の満足度が高かったこと，また，患者さんが亡

くなった後の家族（遺族）が抱える不安，抑うつが，やはり，アドバンス・ケア・プランニングを行った群で低かったことがわかりました．

アドバンス・ケア・プランニングは，国や組織によって多少考え方は異なるものの，医療における新たな意思決定支援の枠組みとして注目され，急速に世界中に広がっています．

● **日本におけるアドバンス・ケア・プランニング**

日本において，アドバンス・ケア・プランニングが詳細に記載されたのは，2005年に日本緩和医療学会が主催したEPEC-Oプログラム（Education for Palliative and End-of-life Care-Oncology）の中においてです[8]．米国で開発されたこのプログラムには，がん疼痛治療を含む症状緩和や，エンド・オブ・ライフケアについての記載がもちろん含まれていますが，そこに底流しているのはオンコロジストと患者がいかによいコミュニケーションをとっていくかということであって，その中にアドバンス・ケア・プランニングが主軸として位置づけられていました．私はこのプログラムで初めてアドバンス・ケア・プランニングという言葉を知りました．

その後，日本独自の緩和ケア基本教育プログラムであるPEACE（Palliative care Emphasis program on symptom management and Assessment and Continuous medical Education）による緩和ケア研修会が，EPEC-Oを引き継ぐ形で行われていくことになります．PEACEの追加モジュールとして「M-11 治療・ケアのゴールを話し合う」，「M-12 アドバンス・ケア・プランニング」が作成されました．2010年のことです．EPEC-OからPEACEを通じて，アドバンス・ケア・プランニングの教材に関わってきた一人として印象を述べますと，この時点ではアドバンス・ケア・プランニングは，まだ多くの医療者の知るところとはなっていませんでした．2010年頃からアドバンス・ケア・プランニングの話を各所でし始めましたが，はじめの頃は，「アドバンス・ケア・プランニングを知っている方は挙手願います」と言っても，手をあげる人はまばらでした．

2014年になって（このあたりから「人生の最終段階」という言葉が使わ

れるようになったのでしたね），国立長寿医療センターを中心に「患者の意向を尊重した意思決定のための研修会 E-FIELD（End-of-life care namely Education For Implementing End-of Life Discussion）が行われるようになりました．これは事実上，日本で初めてのアドバンス・ケア・プランニングに関する教育プログラムです．2016年からは神戸大学がそのマネジメントを引き継いで，指導者研修会，エンドユーザー研修会，市民公開講座が実施されています．ここ2～3年（2019年時点からみて）は，先ほどの「アドバンス・ケア・プランニングを知っている方は挙手願います」と言うと，医療者向けの講演会場であれば，8割方の参加者が手をあげてくれるようになっています．少なくとも，アドバンス・ケア・プランニングという言葉自体は，日本の医療者の知るところとなったようです．

● アドバンス・ケア・プランニングで話してみると

　さて，件の鈴木さんにアドバンス・ケア・プランニングのような枠組みで話がされたら次のようになるでしょう．

> **医師**　新しい抗がん剤をするという選択肢はあります．また，やらないという選択があってもいいと思います．どうすべきかは，人それぞれの考え方で変わっていいものだと思うのです．だから，やるにせよ，やらないにせよ，治療や今後のことについて鈴木さんの考えを聞かせてもらえませんか？　ご家族も含めて私も一緒に考えていきたいと思っています．
>
> **鈴木さん**　はい，ありがとうございます．実はですね○○って思ってたんですよ．

　ね，なんかよさそうですよね．「いいね！」ってしたくなるでしょう．アドバンス・ケア・プランニング，少なくともアドバンス・ディレクティブよりはなんだかよさそうです．じゃあ，私の施設でもどんどんやっていこう！そう簡単に思ってしまった方，少しだけ待ってください．アドバンス・ケア・プランニングにも課題はたくさん隠されています．アド

バンス・ケア・プランニングを自施設に導入するのは，この本を最後まで読んで，その課題を解決してからにしましょう．

3 「意思決定」についてちょっと深く考える

アドバンス・ディレクティブとアドバンス・ケア・プランニングの違い

　前項で人生最終段階の意思決定，その歴史を眺めてきました．パターナリズムからの脱却する動きの中で，リヴィング・ウィルが生まれ，それが制度化されてアドバンス・ディレクティブとなった．アドバンス・ディレクティブの失敗を活かして登場したのがアドバンス・ケア・プランニング．ざっくりと言えばこういう歴史でした．

　さて，ここで考えておかなければならないのは，**どうしてアドバンス・ディレクティブではだめだったものが，アドバンス・ケア・プランニングだとうまくいったのか**，ということです．アドバンス・ディレクティブもアドバンス・ケア・プランニングも，書いたり話したりするその"内容"はほとんど一緒なのに，です．両者の違いを考えてみると答えがわかります．

　その違いを一言で表せば，**焦点のあて方**ということになります．そのテーマが，患者本人の人生の最終段階における医療やケアの意向という点は，アドバンス・ディレクティブとアドバンス・ケア・プランニングに共通することです．しかし，焦点をあてている箇所が両者で大きく異なるのです．

　アドバンス・ディレクティブは患者本人が作成する**「事前指示書」**に焦点があたっています．しかも，その作成作業は，基本的に本人が一人で行うことが想定されています．患者本人の，純粋な意思，本人の中にある真の意向を引き出すためには，周りが邪魔をしてはならない，そういった考えが背景にあるからだと思われます．片やアドバンス・ケア・

31

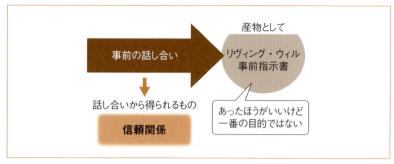

図3　アドバンス・ケア・プランニングの概念図

プランニングは，**話し合いのプロセス**に焦点があたっています．話し合いですから，独り言でもない限り（まあ，それを話し合いとは言わないでしょうが），相手が必要です．一人で行うことはできません．また，事前指示書の作成が目的でもないのです．そのプロセス自体が大事だと言っているわけですから．

この違いはみなさんが（おそらく）思っているより，大きなものです．この違いが実証研究における結果（アドバンス・ケア・プランニング群で，患者・家族の満足度が高く，遺族が抱える不安，抑うつの程度が低い）を生み出したと私は考えています．それを踏まえてアドバンス・ケア・プランニングを図示してみると**図3**のようになります．

 ## アドバンス・ディレクティブの背景にある考え方

●事前指示書の違和感の理由

アドバンス・ディレクティブの背景にあるのは，**事前指示書という患者自らが誰にも邪魔されずに書いたものを，将来の医療やケアの選択における「正解」とする考え**です．世界には唯一の「正解」が存在していてそれを探しだそうとする，普遍性と客観性を重視する考え方が背景にあると考えられます．この考え方を今回は「モダニズム」と括っておきます．モダニズムの特徴をキーワードで表すと，客観性，回復，理性，合理，画一化，エビデンス，キュア，自然科学，専門医療などになります．

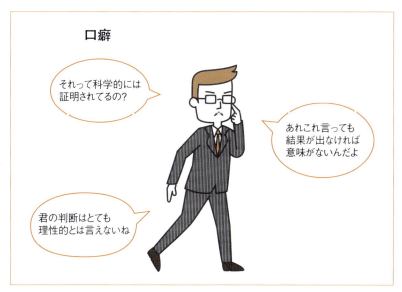

図4 モダニズム的な人のイメージ

　モダニズム的な人の私の勝手なイメージを図4に示してみます（スーツをびしっと着こなし，スクエアタイプの眼鏡をかけ，いつも足早に歩いている人）．図にこの人の口癖を3つあげていますが，これを至ってクールに感情をこめずに言い放っています．なんだかすごく冷徹な人間像になってしまったけれども，やや神経質ではあるものの，仕事はきっちりこなすし，物事の追求を怠らないので，仕事上の強い味方になりそうな人といえるでしょうか．

　モダニズムは，ルネ・デカルト（1596〜1650）という哲学者に始まると考えてよいと思います．彼は近代（モダン）哲学の父と呼ばれるくらいですから，デカルトの思想の特徴は，理性を用いて世界を構成しているあらゆる物事に客観的な法則を見出そうとしたというところにあります．まさにモダニズムです（デカルトの考え方については第3章でまとめて解説しています）．

　実は本章の最初のほうで触れた以前の医療のやり方の主流であったパ

ターナリズムも,「正解」を持っている（と信じられている）のが，医師であったという違いがあるだけで，同じ背景を持っていると言えます．世の中は（私もみなさんも含めて），まだまだ，このように「普遍的な」答えを探しているように思います．何か疑問があれば，その答えはインターネットなどに求め，そこに正解があると思い込んでいますし，科学が発達すれば天気すらコントロールできるようになる（誰かがやってくれるはず）と思っています．そして，「患者さんはそれぞれ」と言いながら，なんだかんだ目の前の意思決定の理由をエビデンスに頼ります．

そんな私たちですから，人生の最終段階で患者を主役にするにはどうしたらよいかという問いを立てたときに，「じゃあ，本人があらかじめ決めておいたらいいんじゃない？（本人が言ったことなんだから，それが正解なんでしょ）」というアイデアが，それこそ直観的に出てくるのが自然なことなのです．

● 答えは「ある」のか

では,「答えは本人の中にある！」という，まるで，謎の組織によって小学一年生にされた探偵が叫びそうな，はたまた，じっちゃんが有名な探偵の少年が言いそうなこの台詞は私たちが信じるに足るものなのでしょうか？これはもう，みなさんそれぞれ自分のことを考えてみてもらえばわかることです．たとえば，明後日の朝食のときに自分が何を食べたいと思っているか考えてみてください．当然，そんなことわかるはずもありません．

私たちは明後日というすぐ先の未来ですら，自分が何を望むのかわからないのです．人生最終段階のことはなおさらです．「あなたの人生の最後，そのときにあなたの意識はありませんが，あなたが何を望むか決めておいてください」って，よく考えると，こんな乱暴なことはないですよね．**「答えはあなたの中にある！」って言われてもね**，って話です．

アドバンス・ケア・プランニングの背景にある考え方

● 「話し合う」ことの重要性

では，アドバンス・ケア・プランニングについて考えてみましょう．

図3を今一度見てください（p32）．おわかりのように，アドバンス・ケア・プランニングの目的は事前指示書の完成ではありません．**事前の話し合いそれ自体が目的であり，結果**です．アドバンス・ケア・プランニングをやって，事前指示書が完成しなくたってOK．話し合ったこと自体から，相手との信頼関係が創られているからです．

これは，**人間同士の相互作用によって世界が創られていくことを重視**している点で，**相対性と主観を重視する考え方が，アドバンス・ケア・プランニングの背景にある**ことを伺わせます．この考え方を今回は「ポストモダニズム」と括っておきます．ポストモダニズムの特徴をキーワードで表すと，主観，適応，感情，不合理，多様性，ナラティブ，ケア，人間科学，統合医療などになります．

ポストモダニズム的な人の私の勝手なイメージを図5に示します（アースカラーのだぼっとした服を着て，ナチュラル系の音楽をヘッドフォンで聞いていて，電車の時間が迫っていたとしても焦ったりしない

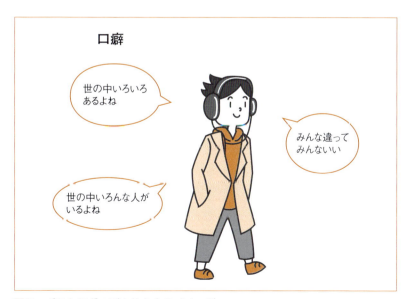

図5　ポストモダニズム的な人のイメージ

人）．やはり図に口癖を3つ示していますが，これを決して人に押し付けることなく，独り言のように言うような人です．なんだかすごく脱力系でやぼったい人間像のようですが，やや気まぐれではあるものの，新しもの好きでアイディアマンなので，クリエイティブな仕事をする際には強い味方になってくれるかもしれません．

先に述べたように，たいていの人は「普遍的で客観的なもの」が好きです．しかし，一方で「相対的で主観的なもの」を大切にする気風だって同時に持っています．人それぞれの個性を認め合おうと誰でも思っていますし，科学すらも絶対ではないことを多くの人が気づき始めている時代です．また，目の前の患者さんにとって何が最善かを話し合いの中から見出そうとするでしょう．それもこれも，私たちはモダニズム的な考え方だけではなく，ポストモダニズム的な考え方も同時に持ち合わせているからです．

言うまでもなく，この2つの考え方は正反対の枠組みです．私たちは自分の中に，相矛盾する考え方の枠組みを抱えているということになるのです．

● 「話し合うこと」によって創られる

話を戻しましょう．アドバンス・ケア・プランニングは，人間同士の相互作用によって世界が創られていくというポストモダニズムを背景に持っていると考えられます．たとえば，Respecting Choices® という米国ウィスコンシン州から始まったアドバンス・ケア・プランニングの教育プログラムがあります[9]．このプログラムでもやはり，アドバンス・ディレクティブの取得や，事前指示書の完成自体を目的に据えてはいません．そして，そのファシリテーターには，話し合う中で，すなわち，自分との相互作用を通じて患者に自身の価値観，人生の目的をふりかえらせることが求められています．**正解はあらかじめその人の中にあるわけではなく，誰かと話し合ううち，未来へ向かって創られていくものな**のです．

逆に言えば，**話し合わないとだめ**なんです．それが**アドバンス・ディレクティブとアドバンス・ケア・プランニングの違い**です．その違いか

らわかることは,「人間,話し合うことが大事」,そういうスローガンになるのでしょう.

本項でわかったことをまとめます.アドバンス・ディレクティブから,アドバンス・ケア・プランニングへの変化は,方法が変わったというだけではなく,考え方の枠組みの変化,大きなパラダイムシフトが起きたということでした.そして,「話し合うこと」自体が大変重要であるということがわかりました.

4 アドバンス・ケア・プランニングにだって課題はある

モダニズムに逆戻りする場合がある

アドバンス・ケア・プランニングは,話し合いそのものであることが定義なので,アドバンス・ケア・プランニングと言いながら,まったく話し合わずに,事前指示書だけを書かせることはないと思います.でも,その**目的を事前指示書の完成に据えてしまったとしたら,一気にモダニズムに逆戻り**です.つまり,事前指示書を埋めるため,もしくはその説明のために話し合いが行われるのみで,「あとは書いてきてくださいねー」なんていうことが起きかねない.これじゃあ,例の「正解はその人の中にある!」と言っているようなものです.

最近,マスメディアやSNSなどを通して入ってくる情報の中に,次のようなものが目立つようになってきました.「当院でもアドバンス・ケア・プランニングを始めました」といって,院長先生がその手に掲げているのは,患者さんが書き込むタイプのノートだったりします.

ノートや指示書が悪いといっているのではないのです.**力を入れて欲しいのは,そのノートを使って患者さんとどのような話し合いをして,どのようなコミュニケーションをとるか,その場づくりやスキルであって,どんなノートを作るか,ではありません**.

37

もちろん，人生の最終段階において患者さんが尊重される，そんな世の中になってほしいと思っていますし，アドバンス・ケア・プランニングはその軸となるものです．しかし，ここまで書いてきたように考え方の枠組みにまで踏み込む必要がどうもありそうなのです．だから，病院や組織内でアドバンス・ケア・プランニングを始めようと思ったのであれば，その組織文化すら見直すような，大がかりな仕掛けが必要だと私は考えています．そんなにハードルを上げられると困る？　その気持ちもわかりますが，仕方ないのです．「冷やし中華はじめました」みたいに簡単にはいきません，残念ながら．

ポストモダニズムに偏り過ぎる場合がある

　アドバンス・ケア・プランニングは考え方の枠組みとしてポストモダニズムを背景に持っている営みです．だから，患者さん本人の主観，価値観をよく聞きながら，意思決定を支援している自分との相互作用を重視しながら行われるべきですし，前項で書いたように，事前指示書の完成のために話し合うというようなモダニズムの考えで行われてはいけません．

　しかし，ポストモダニズムにも弱点があります．それは相対主義に偏り過ぎるとニヒリズム（後述）に陥ってしまうということです．考え方や価値観は確かに人それぞれです．まったく同じ価値観を持ち，同じ考え方をする人間など世の中に一人もいません．そして，それぞれの考え，この本のテーマであれば，人生の最終段階をどうしたいかということは，基本的にその本人の考えが尊重されるべきです．しかしですね，ここに限界があるのですよ．

　たとえば，「私はあのスパゲティー症候群といわれるような，管につながれて最期を迎えるのは絶対にご免なんです．だから点滴はしないでいただきたい．でも，血っていうのは大事なものだと思っているんです．貧血になったら血は補充してもらいたい．いえ，管は嫌ですよ，本当に，一切」なんて言う人がいたとしましょう．いやいやそれは無理だ，とすぐにわかりますよね，医療者なら．でも，医療者じゃなければそんな達

成不可能な希望が出てきてもおかしくはありません．だからこそアドバンス・ケア・プランニングは，医療者も一緒になって話し合う意義があるのです．

しかし，こういうことが続くと，価値観なんて本当に人それぞれで，確かなものなんてないな，結局人間ってわかり合えないものなんじゃないかな，がんばってもがんばってもなんだか無駄な気がしてきたな，ああ，虚しいな……となりかねません．このような虚無感をニヒリズムと言います．ニヒリズム，ニヒルになるというのは，物事や人間の存在，意味や価値といったものは相対的なもの，だから正しいものや信じられるものなど何もないと無気力になってしまうことを言います．人生最終段階の意思決定においてでも，最終的に人間はみんな死んでしまうのだから，どこでどうがんばったって所詮は無駄，アドバンス・ケア・プランニングだって無駄，という考えに発展してしまう人もいるかもしれません．しかし，みなさんにはそうなってほしくない．一方でポストモダニズムを追求すればするほど，このニヒリズムに近づいてしまいます．

これが，ポストモダニズムに基づいたアドバンス・ケア・プランニングの弱点なのです．このニヒリズムを回避するための方法もありますが，それは第6章で解説することにします（p181以下参照）．

5 アドバンス・ケア・プランニングにできないこと

アドバンス・ディレクティブからアドバンス・ケア・プランニングの間には，パラダイムシフトがありました．話し合うことの大切さが，あらためてクローズアップされている時代になってきたと言ってもよいと思います．しかし，アドバンス・ケア・プランニングにもいくつかの課題があることもわかりました．ここで，もうひとつ，アドバンス・ケア・プランニングにできないことを示しておかねばなりません．

39

##「意思決定能力がある」という前提

　意思決定能力の低下に備えて，将来のことを話しあっておこうという**アドバンス・ケア・プランニングには決定的な限界があります．それは，話し合う時点では本人の意思決定能力が十分あるということを暗黙の裡に前提としていることです**（意思決定能力の評価については第5章，p141参照）．

　みなさんが現在，受け持っている患者さんを思い浮かべてみてください．認知症の人はいませんか？　「先生に（看護師さんに）お任せします」と返してくる人はいませんか？　不安耐性が低く，「そんなこと私には決められません」と言いそうな人はいませんか？　おそらくたくさんいると思います．このような人たちと人生の最終段階のことを話し合うには，アドバンス・ケア・プランニングは役不足です．なぜなら，意思決定の能力や，意志（モチベーションといってもよい）があることが前提だからです．

　むしろ，みなさんはこういう人たちとのコミュニケーションで困っているのではないですか？　ちょっと癖がある人でも，医療者と考えがまったく違う人でも，その人と話し合えるなら，みなさんはなんとかコミュニケーションを取っていけるでしょう．既に認知障害があったり，本人が決める気がなかったり，そうした場合に，コミュニケーションをどのように取り，誰がどのように決めればいいのかということで，今の医療現場は困っているのではないでしょうか．

　ここからわかることは，**アドバンス・ケア・プランニングでさえも，人生最終段階において意思決定をしていく際のツールのひとつに過ぎない**ということです．人生最終段階のことを話しておきたいのですと，みなさんの元を訪れてくる意思決定の能力が十分にありそうな患者さんとは，アドバンス・ケア・プランニングをぜひ行ってください．とても有効に機能すると思います．しかし，そうではない人（意思決定能力が低下している人，決める気がない人）とはどう関係を作って，どうコミュニケーションを取るのか，それは別に考えなければなりません．

病気を抱える人をイメージしてみれば

　しかし，よく考えると，そもそも病気を抱えている以上，完全な意思決定能力などありえないことがわかります．あたり前ですが，患者さんは「病気」なのです．それがいわゆる精神疾患でなくても，身体の調子が悪ければ，意思決定能力に影響をあたえるでしょう．また，病院は医療者にとっては"ホーム"ですが，患者さんや家族にとっては，完全に"アウェイ"です．病院という環境も，本来の能力を発揮することを阻害する要因なのです．

　ここでもイメージを膨らませていただきましょう．

> 　あなたは現在，通院でがんの治療を行っています．今使っているのは分子標的治療薬で，以前にやっていた抗がん剤(細胞傷害性の抗がん剤)に比べれば，悪心はほとんどないし，食欲も落ちることなく，ほぼ今まで通りの生活ができています．しかし，指先の皮膚障害だけはかなりひどく，日常の，たとえば封書を開けるときや，箸やスプーンを使うとき，リモコンのボタンを押すときなど，ちょっとした動作で痛みを伴い，不便さを感じています．不便だからというより，いちいち「痛い」とつぶやいていることが，情けないやら腹立たしいやらで，いつも苛々している自分がいます．そして，この状態がいつまで続くのだろうと，気が遠くなるときもあります．また，指先の痛みに対して，鎮痛剤をもらっていますが，それを飲むとやはり少し眠くなります．
>
> 　担当の医師とは長い付き合いで，親身になってくれているのはわかりますが，いつも忙しそうにしているので，いつも多くは話せません．ずっとそうしてきたので，自分が気を使っているのかどうかもわからないくらい，その関係は固定化されてしまっています．

　もちろん，この設定では，あなたには認知症はありません．でも，日常生活ができないような副作用ではないものの，日頃の動作ひとつひと

つで痛みを感じるという事態は，日常に影を落としています．少なくとも通常の心理状態ではありません．また，鎮痛剤による眠気も看過できません．担当医とは，深く話ができる間柄にはなりえていないようです．もし，次の外来のときに，この担当医がアドバンス・ケア・プランニングの導入を行ってきたらどうでしょうか．あなたには，納得ある意思決定ができる自信がありますか？

こうした不利な状況で，患者さんは意思決定をしていかなければならないのです．意思決定の支援というのは，こうした不利な状況の中でも患者さん自身を「勝たせる」ために，信頼されるスタッフとして，もしくは応援サポーターとして必要かつ十分な仕事をするということなのではないでしょうか．

となると，意思決定能力の有無や，人生の最終段階がテーマになっているかどうかという前提に関わりなく，**そもそも意思決定とは何なのか**，よい意思決定をするにはどうしたらよいのかということを考えておかなければならなそうです（私はそう思うのですが，みなさんはいかがでしょう？）．

次章で「意思決定」を基礎づけることに挑戦したいと思います．あらゆる意思決定に通底する，意思決定の原理を見出したうえで，演繹的に人生最終段階の意思決定のあり方を考える，そういう順番で進めていこうと思います．

● **文献**

1) 終末期医療に関する意識調査等検討会：終末期医療に関する意識調査等検討会報告書，平成26年3月（https://www.mhlw.go.jp/file/05-Shingikai-10801000-Iseikyoku-Soumuka/0000041846_3.pdf，最終確認：2019年4月15日）

2) Pattison M, et al : Improving Care Through the End of Life: launching a primary care clinic-based program. J Palliat Med 2001 ; **4** : 249-254

3) Small N, et al : Using a prediction of death in the next 12 months as a prompt for referral to palliative care acts to the detriment of patients with heart failure and chronic obstructive pulmonary disease. Palliat Med 2010 ; **24** : 740-741

4) A controlled trial to improve care for seriously ill hospitalized patients. The study to understand prognoses and preferences for outcomes and risks of

treatments(SUPPORT). The SUPPORT Principal Investigators. JAMA 1995：**274**：1591-1598

5) Covinsky KE, et al：Communication and decision-making in seriously ill patients: findings of the SUPPORT project. The Study to Understand Prognoses and Preferences for Outcomes and Risks of Treatments. J Am Geriatr Soc 2000；**48**(5 Suppl)：S187-193

6) PLANNING FOR YOUR FUTURE CARE A Guide（http://www.nhs.uk/planners/end-of-life-care/documents/planning-for-your-future-care.pdf. Accessed January 2, 2015）

7) Detering KM, et al：The impact of advance care planning on end of life care in elderly patients：randomised controlled trial. BMJ 2010；**340**：c1345

8) 阿部泰之ほか：アドバンス・ケア・プランニングの基本的考え方と日本における展開. 看護実践にいかすエンド・オブ・ライフケア（第2版）, 長尾弘子（編）, 日本看護協会出版会, p68, 2018

9) 和泉成子：アドバンス・ケア・プランニングの組織的アプローチ　欧米における実践例　アメリカ合衆国・ラクロスでの取り組み. 看護実践にいかすエンド・オブ・ライフ・ケア, 長江弘子（編）, 日本看護協会出版会, p50-54, 2014

第3章

意思決定とは何か
─意思決定を基礎づける

1 意思決定に関与する要因

この章はこんな設定から始めてみます.

> このたび,あなたは車を新調することにしました.これまで乗っていた車の調子が悪く,修理するにはかなり費用がかかることがわかったからです.あなたの家族構成は配偶者(主婦または主夫),高校生の息子と小学生の娘,配偶者の母(姑)です.

では,どんな車を,どこで買うか(もしくは買わないか)イメージを膨らませてみてください(**図1**).よくイメージすればするほど,この先の文章の納得度が上がると思います.

さて,この車を買うという「意思決定」にあたって,どんなことを"考え合わせた"でしょうか.思いつく限り羅列してみます.

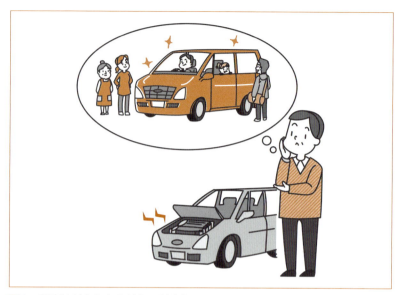

図1　新車はどんなものがよいだろう

- **車の値段と現在の収入**：これはもちろん最重要ですよね．ない袖は振れません．
- **年間どれくらい乗るか（そもそも必要か）**：燃費重視の車選びをしたほうがいいかどうか．もしくは，「やっぱり買うのやめておこう」という結論すらありえますね．今では，カーシェアという選択肢だってあります．
- **好きなメーカー，タイプ**：車好きの方にとっては（私はそうかも），重要なポイントですね．家族のニーズを重視してファミリーカーにするのか，自分の好きなスポーツタイプにするのか，ジレンマです．よくしてくれるディーラーかどうかも大切な条件です．
- **車の性能**：性能が特に気になる人もいるでしょう．その人はカタログをたくさん集めて，性能の差を吟味するに違いありません．もちろん，そういうことにまったく興味がない人だっています．「クルマなんて所詮ただの移動手段．走ればそれでいい」という価値観の人がいてもおかしくありません．

- **家族の状況，関係性**：高校生は大学進学ですぐ家を出てしまうかもしれません．すると，大きな車はいらないかもしれない．小学生の娘が中学生になったら，部活を始めるかもしれない．帰りが遅くなって迎えにいくとしたら，乗っていった自転車が載せられる車が必要になるということもあるでしょう．姑の足腰が弱っていそうなら，それに配慮した車選びが必要になるでしょう．現在，家族との関係性が残念ながらいまいちであれば，あなたの車に誰も乗らないという事態も……．
- **世間の目，付き合い**：たとえば，仕事でも使用する車であれば，いくら自分が好きだからってド派手な色は選べないでしょう．見栄を張りがちな人は，無理をして高価な車を買いたいと思うかもしれませんね．逆に目立ちたくない人は，収入に余裕があっても大衆車を選ぶかもしれない．いえ，このどちらも悪いとは言っていませんよ．また，親戚や知り合いに自動車会社の人がいれば，多少は付き合いを意識するでしょう．
- **誰が決めるか**：あなたの車ではありますが，最終的な決断があなたとは限らないでしょう．配偶者に任せるという人，ディーラーのお勧めに乗っかるという方法で決めたっていいのです．もちろん，自分の車なんだから自分ですべて考えて決断したいという価値観の人がいることも否定しません．
- **買うタイミング**：いろいろ勘案してきた結果，「本当に今が買いどきなのか？」と悩むことがあるかもしれません．もう少し待ったら，展示車が安く売られるかもしれないし，モデルチェンジしてもっといいのが発売されるかもしれない．また，家族の状況的に，少し待ったほうがよさそうというのもあるかもしれませんね．「今でしょ！」ならぬ「今じゃないでしょ！」という決断も人生には大切です．

　単に車を買うという意思決定でも（車は人生の中でも大きな買い物のひとつでしょうから，その意思決定の重さはガムを買うのとはだいぶ違うとは思いますが），私たちはこのようにさまざまなことを"考え合わせて"結論を導いています（いわんや人生の最終段階の意思決定をや）．

第3章 意思決定とは何か──意思決定を基礎づける

　意思決定というのは，このように多要因が絡んで，そのプロセスは流動的で，さまざまな人が関与するものです．「意思決定」は人間がする営みの中でも最も複雑なものと言ってよいと思います．本来，こんなにさまざまなことを勘案しなければいけないところを，本人が望むところを

📎 コラム　意思決定と「構造」

「構造」とは

　この意思決定を「構造構成主義」という哲学を使って表すと，"意思決定とは複数のステークホルダー（利害関係者）によって構成され続ける構造である"となります．構造構成主義については，前著「ナニコレ？痛み×構造構成主義」（南江堂，2016）にも詳しく説明しましたので，そちらも参照ください．ここでは，「構造」について説明を加えたいと思います．このコラムを読んでいただければ，"なあんだ，そういうことか"とわかっていただけます．

　構造と聞いて何を思い浮かべるでしょうか．この本の読者は医療者が多いと思いますので，人体の構造を思い浮かべる人が多いですかね．車に興味のある人であれば，エンジンやサスペンションの構造，なんならその図解を思い浮かべるかもしれません．この本にしたって，きっと著者は全体の構造をかなり考えて書いたんじゃないの？　などと思ってくださる方もいるでしょうか．

　確かに，これらは構造と言ってよいものです．しかし，それは「狭い意味の構造」になります．みなさんに思い浮かべてもらった上記の構造の例には，決定的に足りないものがあります．それは，「意味」や「価値」です．人体は物質的な，いわゆる身体だけでできてはいません．当然のことながら，心を持っており，考え，感情を動かし，その刹那ひとつひとつに意味付けをし続けています．一卵性双生児が，姿かたちがそっくりでも，その人生（の意味付けや価値）はそれぞれであるように，個別の意味とか価値を含んで物事を捉える感覚が「広い意味の構造」という考え方です（以下ではこの意味で用います）．

恋愛を例にした「構造」

　構造概念を説明するのに，やはり一番適しているのが，「恋愛」をイメージして

紙に書いておけばいいとしていたことに，驚きを禁じえません．もちろん，事前指示書のことですよ．

　では，私たちは「意思決定」をどのように考えていけばよいのでしょうか．

もらうことでしょう（前著でも恋愛を取り上げて説明しました）．ちょっと言い方はおかしいのですが，“恋愛は構造中の構造”です．

　ある二人を見て「きっと恋人だよな」とか「あの二人は思い合っている」などと感じることがあると思います．それはみなさんが構造を捉える感覚を持っているからです．恋愛には別に証明書など必要ありません．これこれこういう条件を満たしたときが恋愛などという定義はありません．60分のうち5センチ以内に近づいていた時間が30分以上だったら恋愛とかいう基準もありません．恋愛はそのものが意味だからです．

　お互いが思い合っている，それが恋愛です．その意味を周囲の人は，その二人がしゃべっている声色とか，視線の送り方とか，そんなことで「丸ごと」感じ取っています．しかも，その意味は時々刻々と変化し続けています．恋人同士といえど，24時間，86,400秒相手のことばかり考え続けているわけではないでしょう．仕事のことや，食事のこと，ひょっとすると別の異性のことも少しだけ考えてしまったりして，なんにせよずっと考えてはいません．

　それでも，その二人は恋愛関係だといえる．それは「固定的な要素の集まり」としてではなく，「構成され続けている構造全体」として感じ取れているからです．

人間だからこそ捉えられる「構造」

　ほら，みなさんにも構造を捉える能力があったでしょう．最近の医学生の悩みを聞いていると，「医師の仕事がAIに取って代わられる」ことを心配している人がわりと多くいます．そんなとき私は，この構造としての恋愛の話をします．心配いりません．AIが恋愛を捉えられるようになるのは，きっとずっと先です．医師になって患者さんを診るときにも，人間を今書いてきた意味での「構造」として診られる能力は，人間にしかないものです．そう話しています．

　「意思決定」の定義に関連して，本書で用いる「構造」の考え方を，ちょっとおさらいしました．

第3章 意思決定とは何か—意思決定を基礎づける

2 意思決定を全体像として捉える

「意思決定とは多要因が絡んで，プロセスが流動的で，さまざまな人が関与するもの」

意思決定は，このように「全体像（構造）」として捉えないといけません．いえ，捉えられるようにならないといけません．

医療における意思決定はどのように考えられてきたか

医療はこれまで，人体をひとつの機械として捉え，人間の共通性を見出すことで発展してきました．つまり，共通して機能している仕組みを正常なものとし，ある人たちに共通して機能しなくなっている，または欠落しているものを病気として，その機能を正常化したり，欠落を補ったりしてきました．それを一般的には治療というのです．そして，その治療の根拠を自然科学的な方法に頼りました．身体を機械，すなわちどの人も同じ仕組みであると仮定して，唯一の正しい治療を求めてきたのです．

しかし，そのうち，人間を機械のように画一的に扱うなんてけしからん，そもそも人間は一人一人違う．**それぞれの病気の意味付けや価値，ストーリーを聞くべきだという考え**が出てきます．いわゆる**ナラティブ・メディスン**の流れです．もちろん，患者さんの話を聞くことは大変重要です．しかし，当人の話を聞いていくだけでは，結果，目の前の医療行為を選ぶ決定打にはなりえません．

あれ？　この流れ，どこかで見覚えがありませんか？　そうです．アドバンス・ディレクティブからアドバンス・ケア・プランニングへの移行が，モダニズムからポストモダニズムへの大きな考え方の枠組みの変化だったという流れと似ていますね（p22～30参照）．そして，**どっちの枠組みにも振れ過ぎるとうまくいかない**のだということでした．

そうなんです．医療全体が，モダニズムへの反動として，ポストモダニズムへ大きく振れて，「患者さんの言葉を聞こうぜ！」となったのはよ

2 意思決定を全体像として捉える

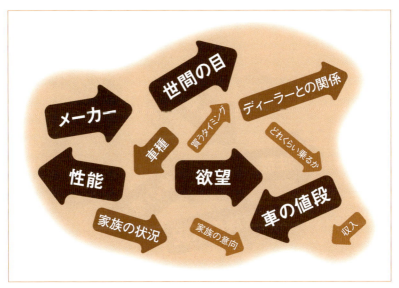

図2　車の購入の検討（自分の思い）

かったのですが，最終的な意思決定という段になると身動きが取れなくなってしまっていると私は考えています．

 全体像（構造）は常に動く

　前項で例にあげた車を買うという意思決定，その「全体像」を仮に例にして示すと図2のようなものに整理できます．

　実はこの「全体像」を完全に紙面に示すことはできません．なぜなら人との関係性，意味や価値，感情といったものは，随時動き続けているからです．ずっと同じ感情のままでいる人はいませんし，話し合っている間に微妙にステークホルダー間の関係性はゆらぎます．それに伴って，意味付けや価値の置き方も変わりゆくものです．だから，次の瞬間には，図3のように変わっているかもしれません．

　意思決定の「全体像」はこのように常に動き続けているものです．でもそれでも，"一塊"のものとして捉えられる．意思決定をこうした「全体像」として考えてみるというのが，この本の根本にある考えになります．

第3章 意思決定とは何か──意思決定を基礎づける

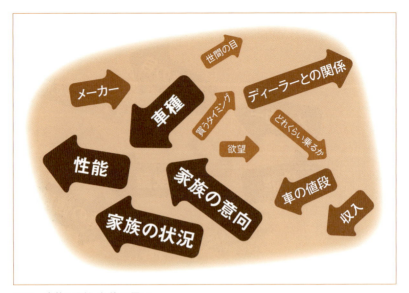

図3 家族で話した後の思い

　え，そんなの大変だって？　そうですね，大変ですね．しかし，**意思決定とは本来，かように複雑なものなのです．人類はそれを単純にしすぎたと思います．いえ，単純化できると誤解してしまっていた．コンピューターに情報を入れて，キーを一つ押せば立ちどころに結論は出るものと誤解してしまった**．だから，情報さえ集めることができれば，答えは出るのだと，そういう幻想を抱いてしまっていた．

　大変なのですが，今こそ，その「つけ」を払うときなのかもしれません．AIにはできない，人間だけに可能な「全体像」を捉えるという営為をもって，意思決定を根本的に捉えなおすということを．

　だって，少なくとも人生の最終段階の意思決定に関して，私たちはどうしたらいいかわからなくなっているのですから．

3 じぶんできめるって？

ケンタくんの疑問

> ある朝，お母さんが ぼくに言った．
> 「ケンタも大きくなったから，これからは じぶんで きめようね」
> 「じぶんで きめる？」
> 「そう，じぶんで きめるの．それができたら 大人のなかまいりね」
> 「大人になる」って いいひびきだ．
> ぼくは がんばろうと思った．
> でも「じぶんできめる」って なんだろう？

　これは，本項のタイトルと同じ「じぶんできめるって？」という，私の書いた絵本の冒頭部分です．ケンタくんは6歳，小学校に通い出して，親から「じぶんでやりなさい」「じぶんでかんがえなさい」「じぶんできめなさい」と言われるようになる年頃です．大人になりたいケンタくんは，その後「じぶんできめる」ということを子どもなりに一生懸命考えていきます．では，おそらく"大人"であろう読者のみなさんは，この問いに答えられますか？　「じぶんできめるってなんだろう？」

じぶんできめるのはあたりまえのこと？

　ここで，"車を買う意思決定"に話を戻そうと思います．勘案する事項の中に，「誰が決めるか」がありました．この部分で一瞬でも「おや？」と思った人はいませんでしたか．「自分の車なのに自分で決めないなんておかしい」そんなふうに思った人，いるのではないでしょうか．その人はとても現代人らしい人です．自律万歳と思っている現代人．現代人は素朴に自律を善しと考えています．いや，むしろ"考え"なくても，もはや自律は，現代人の中で，固い信念と化しているといっても過言ではあ

りません．医学書でも，学会発表でも，ネット記事を見たって，そこかしこに「自律を大切にする」「自律を尊重するケア」といった言葉が躍っています．しかし，それを書いている人や，それを見ている人のうち，どれだけの人が，「自律」や「自分で決める」ということを説明できるのでしょうか．

　自分で決める（かどうか）は，意思決定の全体像（構造）の中でもとりわけ重要な側面でありますし，自律は現代医療において避けては通れないテーマでもあるので，ここでは，自分で決める，および自律について考えておこうと思います．

哲学者の言葉　カントのいう「自律」

カントの生きた時代

　自律についてはじめて明示的な言及を行ったのは，哲学者のイマヌエル・カント（1724〜1804）だと考えられています．カントの活躍した近代（モダン）まで，人間が何を持って意思決定をしていたかというと，それは神の意志であり，神の創った世界の秩序でした．だから，人間が意思決定をしていたというよりは，神様が決定していたというべきでしょう．当時の人にとっては，正しい決定は神様にお任せすればよかったわけで，意思決定に伴うストレスは，ある意味，少なかったかもしれません．

　こうした中世的な世界観が徐々に崩れていくのが近代です．カントは道徳哲学の祖みたいな人で，道徳や倫理の教科書には必ず出てきます．カントの時代になって，人間が神に教わらずとも，自律的に正しいことを選び取れるはずだ，そんな自信，自由の意識が人々に芽生え始めたというわけです（それが近代＝モダンの重要なモチーフ）．

カントは自律をこう考えた

　では，カントのいう「自律」とは何なのでしょうか．カントの自律は，それと対になる「他律」を考えてみるとわかりやすいです．カントのいう自律は「意志の規

3　じぶんできめるって？

まずは定型的に，「自律」を事典で引いてみます．

「自律」とは第一に「自分のことを自分で決める」という「自己決定
（self-determination）」である．第二に，この決定のためには選択
肢が多元的であることが必要だとする「選択の自由」である．第三
に，この選択肢から自由に適切なものを選択できるという「意思決
定能力」を前提とする「行動の自由」である[1]．

これを私なりにまとめると，（現代的な）自律とは，『意思決定能力を持
つ者が，自由な選択幅の中で，自由に自分のことを自分で決定すること』

定根拠」，つまりそれを選び取る理由が，理性にあることを意味しています．そ
の反対に，理性以外で決定されたことはすべて「他律」だとしました．そして，理
性が自律的に課す道徳法則に従い，自分自身の義務として行為することだけが唯
一道徳的であるとしました（定言命法）．自身の欲望も含む理性以外の何者からも
命令されることなく，自身の理性のみに従って生きること，それが道徳的な生き
方であると言っているのです．
　これ，めちゃくちゃストイックな「自律」の概念なんですよ．たとえば，誰かが
道に迷って困っていたとします．ここで道案内をしてその人を助ける決断をする
のは，私たち一般的な考えからすると道徳的な正しい決断です．しかし，このと
き，学校で「困っている人は助けましょう」と教えられたから助けたというのであ
れば，誰かに言われてやったことなのだから他律です．また，「ここで人助けを
したら隣にいる彼女にいいかっこできるな」と少しでも思って助けたのならば，
自身の欲望に基づくので他律となります．さらには「困っていてなんだかかわい
そうだな」と思って行為したとしても，自分の感情に基づいたということから，
自律ではなくなってしまうのです．
　ね，めちゃくちゃストイックでしょう．カントのいう自律は，まさに“自分を
律して”，常に理性的であり続けるという意味であるのです．
　それは私の知っている自律じゃないって？　そうなんです．現在理解されてい
るところの自律は，カントの自律とはまったく違うものになっています．

55

となります．つまり，これはほぼ「自己決定」と言ってよいのではないでしょうか．現代的な自律とは，ほぼ自己決定のことなのです．

 じぶんできめさえすればよいの？

自律＝自己決定とすると，いくつか問題が起こりえます．**最大の問題は，「自己決定＝自分で決める」という形式性ばかりが目立ってしまうことです**．決定内容の如何ではなく，**"その人が決めた"という形式が重視されてしまう**ということです．本人が決定したという事実が大事だということですからね．そして，どんな決め方であろうが，その人の自由ということにもなります．「ド・チ・ラ・ニ・シ・ヨ・ウ・カ・ナ」って決めても，あみだくじで決めても，その人が決めたんだからいいじゃん，ということになります．

ここでケンタくんの話に戻ってみましょう．ケンタくんも同じところで躓いたみたいですよ．

> ある夕方，ぼくは　べんきょうをしていた．本当は　あんまりしたくない．
> だって　おもしろくないし，計算が　にがてだから．
> とちゅうで　いやになったので，
> きのう　すごろくでつかったサイコロを　ころがしてみた．
> ぼくは　とてもいい方法を　はつめいしたと思った．
> 出た数字を　かいていけば　いいんだもの．
> ひょっとして　これが「じぶんできめる」ってこと？
> すると，となりで見ていたお姉ちゃんが，
> 「ケンタだめだよ　そんなの．じぶんで　かんがえなきゃ」って．
> ぼくは　じぶんで　はつめいしたし，
> サイコロだって　ぼくが　ころがしてるのに….
> 「じぶんできめる」って　なんだか　むずかしい．

私たちはケンタくんの疑問に答えられないといけません．しかし，医

療において，いや，意思決定全般において，自律＝自己決定こそが正しいとしか考えられないうちは，ケンタくんを納得させることはできません．

誰でも自己決定する能力があるとみなしてよいか

自律＝自己決定とすることによる**もう一つの問題は，意思決定能力を前提としている点です．**先に述べたように，特に医療現場において，患者さんはさまざまな事情で，意思決定能力は普段より低下していると考えなければなりません．誰の助けも借りずに意思決定をする能力が，常に患者さんにあるとは限りません．

改めて医療における意思決定を考えると

こうなると，自律という概念自体が，とりわけ医療場面において，限界を持っているような気がしてきました．先ほどの定義を医療の場面に置き換えてみるとこうなります．

> （医療における）自律とは「意思決定能力を持つ患者が，治療やケアの自由な選択幅の中で，患者が自由に自分のことを自分で決定をすること」

さて，こんなことってあるでしょうか．完全な意思決定能力を持っている患者さんや，治療やケアの選択肢を限りなくあげられることや，医療者からの影響をまったく受けずに自分だけで決定するという状況が，です．言うまでもなく，ありえないんですよね．

完全な意思決定能力は，患者さんは病気であるがゆえありえない．そして，治療やケアの選択肢をすべて提示することは当然できません．しかも，医療者からの影響を排除するというなら，選択肢を提示することすら不可能になります．もし，この自律を達成したいのであれば，患者さんが自由に医学的情報を閲覧できるようにし，医療者と患者さんの対面は禁止して，患者さんがここぞと思うときに，必要な医療をオーダーする（そういうアプリをスマホにインストールしておく）仕組みにするしかありませんね．

第3章 意思決定とは何か―意思決定を基礎づける

 自己決定・自律に関わる実験の紹介

　そもそも，自律的な決定（＝自己決定）はそんなによい（善い）ものなのでしょうか．その問いに答えるのに，興味深い実験の結果を紹介します[2]．サンフランシスコの日本人街の小学校で行われた，6組のアナグラム（文字遊び）のパズルと，その答えを書くための6色のマーカーを用いて選択の違いによる結果をみたものです．ミズ・スミスが実験をしますが，子どもたちの知らない人です（図4）．

　結果の部分に示したように，この課題の選択の仕方のわずかな違いが，パズルの成績に驚くほどの影響をもたらしました．アングロ系・アジア系の最もよい結果を示したグループの違いに着目してください．

　また，母親選択グループの子どもが示した反応に印象的なエピソードが記録されています．アングロ系アメリカ人のメアリーは，母親の指示だと言われると，あからさまに嫌悪の表情をして「お母さんなんかに聞いたの？」と言ったそうです．一方，アジア系アメリカ人のナツミの反応はこうでした．ミズ・スミスが部屋を出ようとすると，ナツミはかけ寄って「言われたとおりやったって，ママに言ってくれる？」と恥ずかしそうに頼んだのです．

　この実験からわかることのひとつは，自律ということに関する大きな文化差です．しかも，それは幼少期から形成されているという事実です．特にアジア系文化圏で育った人にとっては，「自分で決める」という自律はどうにもしっくりこないものなのでしょう．それに比べて，アングロ系文化圏の人たちにとって，自由と結びつく自律の概念は，長年かけて文化に根付いてきたものです．さすが，幼少期から確固たる自己を持っているものなのですね．しかし，このような文化的なステレオタイプにはまるのはよろしくありません．

　この実験からわかることはもうひとつあります（こちらのほうが大切です）．それは，**決め方はさまざまであってよい**ということです．すなわち，**自律＝自己決定だけが，よい決定というわけではない**．アジア系の子どもは，傾向として母親選択グループが全体として成績がよかったというだけです．アジア系の子どもでも自己選択がよかった子もきっと

3　じぶんできめるって？

概要　文字遊びの種類（ジャンル：家族・動物・サンフランシスコ・食べ物・パーティ・家）と，答えを書くマーカーの色を自分で選ぶのとその他の場合で成績を比較する

動物ジャンルのカード例
（以下を並べ替えて"BIRD"にするなど）

6色のマーカー

動物	動物	動物	動物
R	**B**	**I**	**D**

被験者　（7〜9歳の子ども）
- アングロ系アメリカ人
- アジア系（日系および中国系）アメリカ人：家庭では英語でなく母親の母語で生活

グループ分けと課題の提示法
この子どもたちをランダムに以下の3つのグループに分ける

自己選択グループ
パズルもマーカーも子どもが選ぶ

「6種類のことばのパズルがあるの．どれがやりたい」
「答えを書く色のマーカーも好きな色を選んでね」

非選択グループ
パズルもマーカーも実験者が選ぶ

「動物の名前のパズルにしてね」
「答えは青のマーカーで書いてね」

母親選択グループ
パズルもマーカーも子どもの母親が選んだとする

以下を"あなたのママから聞いたの"と実験者が伝える（実際には聞いていない）
「動物の名前のパズルにしてね」
「答えは青のマーカーで書いてね」

課題のパズルを終えると1人部屋で自由時間となる　（パズルをやめてもさらに続けてもよい）

結果

アングロ系アメリカ人について
- 「自己選択グループ」が最も成績がよかった（正答数は非選択グループの4倍）
- 「自己選択グループ」の子どもが自由時間にも課題を続けた時間が最も長かった

アジア系アメリカ人について
- 「母親選択グループ」が最も成績がよかった
- 「母親選択グループ」の子どもが自由時間にも課題を続けた時間が最も長かった（「非選択グループ」の3倍）

図4　自己決定と行動意欲に関する実験の紹介

いるでしょう．アングロ系の子どもは，傾向として自己選択グループが全体として成績がよかったというだけです．数は少ないかもしれませんが，誰かに選択してもらうことを好む子どももいるに違いありません．**自己決定だけが大切なのではない**のです．

 決め方を選ぶのも考えどころ

では，いったいどのように考えたらよいのでしょうか．理性的にきちんと考えて決定する（カント的な自律）のも，その人の決定はその人のもの，自由が与えられたうえで，本人が決定をするという自己決定としての自律も，それぞれよいところがあるわけです．でも，そのどちらにも偏り過ぎると，どうもうまくない．

私たちとしては，**どのような決め方も，数ある決め方の一つと俯瞰しておく**ことが大切です．そして，決め方そのものも，意思決定という全体像の一部に組み込んでいくことです．先ほどのパズルの実験であれば，**アジア系もアングロ系もなく，"その子にとって"最もモチベーションが高まり，成績が上がる決め方を選ぶ**ということでしょう．もちろん，それは容易なことではありませんが，私たちが目指さなければいけないことです．それが，ケンタくんの疑問に答えるための第1歩なのです．

> **哲学者の言葉　カントの自律は……キビシイ**
>
> カントの自律には限界があります．そもそも，すごく息苦しくないですか？ 常に理性を持って自分を見つめ続けるなんて．そして，そういうストイックな自分に到達できるまでは，どんな決定もできないなんて．そうなると，私は一生何も決めることができないで終わりそうです（常に理性的ではないので）．
>
> カントはすべての人が（完全に）理性的である社会を理想としたのでしょうが，そんな社会は本当に幸せなんでしょうか（カントさんには，幸せを求めることすら自身の欲望であり道徳的ではないと言われるのでしょうけども，p55参照）．どうも目指すところではなさそうです．
>
> カント的な理性のみに基づく決定は，そもそも不可能ですよね（われわれには）．

4 不合理を認めよう

理性以外のよりどころ—感情

　前項で「どのような決め方も」と話しましたが，理性以外のよりどころには何があるでしょうか．たとえば「感情」はどうでしょうか．

　物事を感情的に決めるなんてまずいんじゃないの？　そんなように思ったかもしれません．今まさにみなさんは「そんな決め方だめじゃないの」と，嫌悪や危機感という感情を持ったわけです．このように，人間は感情から逃れることはできません．かなり「理性的」にこの本を読んでいる間にも，感情は動いてしまっているのです．

　「理性的に，理性的に」と自分に言い聞かせながら行っている意思決定の場面でも，その都度感情は動いており，それが意思決定に影響しています．つまり，感情は意思決定の「全体像（構造）」に影響すると認めるしかないわけです．感情という不合理なものすら，私たちは勘案しながら意思決定をせざるをえないわけです．

　また「そもそも論」になりますが，感情的に物事を決めるって，そんなに悪いことなのでしょうか．たとえば，スーパーに行ったら新発売のビールが売られていて，家に帰れば十分ストックはあるのだけれど，売り子のお姉さんがきれいだったので，思わず1ケース買ってしまう．よくありますよね（え！ないって……）．では，ダイエットを決意したにもかかわらず，「今日だけは」と言ってチョコレートを食べてしまう．よくありますよね．しかし，これらの行動に対しては，いくらでもよい理由（言い訳）をつけることが可能です．感情に促されてしまったけれど，ビールを買って日本経済に貢献したし，感情に負けてチョコレートを食べたけど，その罪悪感からダイエットのモチベーションが高まったかもしれない．そう考えてみると，感情的に物事を決めるというのも，なんだか悪いことばかりでもなさそうです．

第3章 意思決定とは何か──意思決定を基礎づける

行動経済学からのアプローチ

　このような，人間が決定を行うときの不合理な側面を研究しているのが，行動経済学という分野です．行動経済学の知見は，意思決定という「全体像」の重要なファクターであると私は考えています．行動経済学においては，決定に際しての人間の不合理な側面を，**心理バイアス**として説明します．

● 可用性バイアス

　まずはひとつ目，何かを決めなければいけないとき，過去の経験の中でも強く印象に残っていることを判断の根拠にするときがありませんか？　それを「可用性バイアス」と言います．理性を持ってすれば，どう考えても自動車事故で亡くなる可能性が高く，よほど飛行機のほうが安全なのに，どうしても飛行機には乗りたくないという人がいます．これが可用性バイアスの好例です．おそらく，テレビで飛行機事故のニュースを見たときなどに，その危険性が強く印象付けされてしまったのでしょう．こういう飛行機に乗りたくない人に，いくら自動車よりも安全だとデータをもって示しても，やっぱり乗ってくれないでしょう．この場合は不合理な感情のほうが勝ってしまうのです．

　医療場面でも，たとえば「近所の人が抗がん剤で亡くなったと聞いた．だから抗がん剤だけは絶対にしたくない」などと言われる患者さんがいます．これも可用性バイアスだと考えられます．この場合，抗がん剤治療中に亡くなることはあるが，抗がん剤自体の毒性で亡くなることはそうそうないなど，誤解は払拭してあげたいですが，誤解が解けたあとでも，どうしてもその人の感情が抗がん剤治療をすることを拒んでいるなら，私だったら無理に勧めないでしょうね．もしくは，一旦保留にします（感情は容易に変わりうるので，時間が経つとまさに"気が変わったり"もするから）．

● サンクコストバイアス

　また，あまり生産性はないなと感じながらも，スマホゲームの課金を繰り返してしまったことありませんか？　もしくは，パチンコでも競馬

でもいいですが，あともう1回，あともう1レースで取り戻せるかもしれないと，やめどきがわからなくなったことはありませんか？ これも心理バイアスのひとつで「サンクコストバイアス」と言われるものです．Sunk（埋没した）Cost（費用）バイアスという意味です．これまで費やしてきたお金や，努力が大きければ大きいほど，ハイリスクであってもある行動をやめられないことをこう言います．理性的に考えられたのならしない決定を，その不合理さに引きずられて決定してしまうのです．おそらく，このバイアスがなかったら，世の中のすべての賭けごとやくじ，ゲームすら成り立たないでしょう．それだけ，私たち人間に強く根付いているバイアスであると考えられます．

「せっかくここまでがんばってきたのだから，今さら抗がん剤はやめられない」と言って抗がん剤の中止を拒む患者さんや，「ここまで長生きした患者さんは，すごく珍しい．だからここで治療を諦めるのはもったいない」と言って抗がん治療を続ける医師の決定も，実はサンクコストバイアスに引っ張られています．

● **心理バイアスと医療者**

ここの例で示唆的なのは，私たち医療者もこうした心理バイアスから逃れられないということです．医療者はどこかで，患者さんは感情的に物事を決めがちなので，より理性的である私たちが合理的＝正しい決定を導いてあげなければ，と思っているものです．しかし，そんなこと思っている私たちにも当然ながら，感情があり，不合理も持ち合わせているわけです．だから，その意味で患者さんも医療者もまったくフェアな存在なのです．

「理性か感情か」「合理か不合理か」

理性か感情か，合理か不合理かというテーマも，人類がずっと議論を続けてきたものです．このテーマも例のモダニズム／ポストモダニズムの対比として捉えることが可能です．

● **デカルトが考えたこと**

モダニズムの端緒を開いたのは，ルネ・デカルト（1596〜1650）でし

た．「我思う，ゆえに我あり」という言葉はどこかで聞いたことがあるでしょう．この言葉が，実はモダニズムの幕を開けました．

デカルト以前の学問は，根拠は不明確，いろんな学者がわりと好き勝手に言っていることを寄せ集めた，そんなものでした．そこでデカルトは，学問を根本から見直し，確固たる知の体系を築こうと思い立ちました．デカルトは手はじめに，基礎固めをすることにしました．建物を建てるときに基礎がしっかりしていなければ，その上にどんなものを建てても危ういのと同じように，知を体系化するには，まずはその土台をしっかりと固めなければと考えたのです（このフレーズどこかで見ましたね．ええ，第1章の最後に書きました．私がデカルトのマネをしているのです．このように後世にデカルトの考え方は引き継がれています）．

その基礎固めのために，デカルトはあらゆるものに懐疑をかけていきました．これを「方法的懐疑」と言います．あらゆるものに，次々と懐疑をかけていき，最後に残ったものが，何の疑いのないものだと考えたからです．たとえば，自分の感覚を疑いました．私たちは，何かを見て錯覚することがあります．だから，見たものそのままを認識できているかどうかは疑わしい．また，まるで現実のような夢を見ることもあることから，現実世界の存在すら疑わしくなります．実は，この「懐疑」には際限がありません．やろうと思えば，いくらでも懐疑をかけ続けることが可能です．

しかし，デカルトはこう考えました．このようにすべてのものを疑っている間にも，疑っている私は確かに存在している―我思う，ゆえに我ありなのだと．この「思っている」私，つまり精神の存在は否定できないというところからスタートして，精神が（理性的に）明瞭に認識するものは正しい，その正しさから説明できることはまた正しい……．このようにデカルトは演繹的な方法でもって諸学を順々に体系化していきました．この理性の力に強く信頼を寄せる考え方から，デカルトは近代合理主義（理性主義）の哲学の原点などと言われているのです．

● パスカルの批判

人間が理性を持って考えれば，物体の運動の法則，それがはるかかな

たの惑星の動きであろうとも，理解可能だ．人間の身体の仕組みも分かって，病気を治すことができるようになる．いずれは未来だって予測することができる．こうした考えがモダニズムだと説明しました．おそらく現代に生きるみなさんは，こうした考えを少々「人間の傲慢」なのではないかと思うことでしょう．みなさんはもはやモダニズムのみに生きていませんからね．しかし，理性中心の考えに違和感を持ったのは現代人だけではなかったようです．

デカルトとほぼ同じ時代に生きた哲学者にブレーズ・パスカル（1623～1662）がいます．「パスカル」と聞いて，「パスカルの三角形」や，「パスカルの定理」，天気予報でよく出てくる気圧の単位「ヘクトパスカル」を思い出すでしょうか．どれもこれも天才パスカルのした仕事です．そのパスカルが残した言葉に，こんなものがあります．

> 想像力．（中略）私は愚かな人たちについて話しているのではない．最も賢い人たちについて話しているのである．こういう人たちのあいだでこそ，想像力は人々を説得する大きな権限を持っているのである．理性がいかにわめいてもむだで，理性には物事に値段をつけることはできない[3]

ここでいう想像力というのは，理性と対比させた言い回しで，現代の私たちの感覚としては，理性以外の心の動き，たとえば，希望を持つこと，幸せを念じること，感情などが立ち現れることすべてを指していると考えられます．同時代の大哲学者，デカルトの世界観は次のようなものでした．これは，理性への信頼あってこそです．

> 世の中はすべて因果で成り立っていて，理性を使えば，メカニズムとしてくまなく説明できる．人間のような生命体であっても，精密機械のように分解していけばすべて解明ができる

パスカルはこのデカルト的世界観を批判しました．「世の中がすべて因果で成り立っているわけではなく，もっと偶然に左右されるものだ．理性には限界があり，理性で合理的に解釈できないものもたくさんあ

る」と.

少なくとも人間は,理性にのみ生きるのではなく,もっと感情や偶然に左右される,(まるで葦のように)弱く,ゆらぐものだとパスカルは考えました.これが,「人間は考える葦である」という有名な言葉の本来の意味です.このようなパスカルの考え方は,理性でガチガチに固めていく(デカルト的な)モダニズムとは対極にあり,ポストモダニズムの先取りであったと考えてもよいのではないでしょうか.

パスカルから私たちが学ぶべきことは,**私たちが何かを決めるとき,もしくは何かを決める人を支援するとき,理性的かつ合理的な考え方だけが大切なのではない**ということです.ときには感情が決定打として大切なこともあるでしょう.また,**その人が持っている未来への希望を合理的でないというだけで,反故にする権利は誰にもありません**.感情も,希望も,幸福への願いも,これらすべて意思決定という全体像(構造)を形作る要素として大切なものです.

コーヒーブレイク 想像の力は「強い」

パスカルの「想像力」という言葉を書いていて,ある子ども番組を思い出しました.2014年にテレビ朝日系列でやっていた「烈車戦隊トッキュウジャー」という戦隊もので,息子が夢中になっていたので,一緒に見ていました.

世界を暗黒に包もうとする悪の帝国シャドーラインと,トッキュウジャーが戦うのですが,彼らの力の源はまさに「イマジネーション(想像力)」でした.勝利を想像すること,闇を祓う希望を持つこと,そのイマジネーションが高まれば高まるほどに,彼らも強くなるのです.逆に,仲間を信じられなくなったり,絶望してしまったりすると,イマジネーションの力は弱まり,彼らの力も弱まってしまいます.そんな「想像の力」を通した紆余曲折が描かれる,というようなストーリーで,大人の心も動かされました.

私たちの前には,トッキュウジャーに出てくるようなわかりやすい「敵」はいませんが,自分自身や相手の幸せを考え,仲間との絆を強め,未来への希望を捨てない,そんな「イマジネーション」の力は,持っていたいものだと思います.

5 "正解は目指せない"からこその"正解を目指さない"意思決定

　本項の内容は，本書のキモでもあります．つまり，一番コアとなる部分ということです．この「正解を目指さない!?」という点に惹かれて買っていただいた方もいると思いますので，期待を裏切らないように，とりわけ気合いを入れて書いていきたいと思います．

 そもそも正解は"ある"のか

　さて，"正解は目指せない"というのは，どういうことなのでしょうか．何か意思決定をするのであれば，できれば正解を求めたいというのが人情というものです．しかし，残念ながら，正解は目指せないのです．いや，正解だったのかどうかが最終的にわからないというほうが正確かもしれません．最初に結論を言っておきましょう．

> **正解を導く意思決定は不可能である．しかし，これで正解だったと確信する意思決定は可能である．**

　そういえば，すっかり忘れていたのですが，車を新調する意思決定の最中でしたね．その話に戻って考えていくことにしましょう．単に車を買うのにも値段や年間走行距離，好きなメーカーやタイプ，性能，家庭状況，世間の目等々，さまざまな要因を勘案する必要があり，こうした要因が多数絡み合って構成される「全体像」が意思決定なのでした（p50～52参照）．さて，結局，みなさんはどんな車を買うことにしましたか？

　その前に重要なことがひとつあります．**買うことを「決める」選択肢のほかに，常に買うことを「保留」するという選択肢を意識的に持つ**ということです．このことに関しては，後の項目で詳しく述べることにします（p82参照）．ここでは，単純化して，このタイミングで車を買うことは決定したことにし，超個人的趣味ですが，趣味のスポーツカーか，家族

に配慮したファミリーカーのどちらかに絞られたということにします．

さて，スポーツカーとファミリーカー，どちらを買ったら「正解」なのでしょうか．正解が出たとして，それが正解であると判断したのはどんな理由からでしょうか．この時点で，多くの人が，「この場合の正解はわからない」と答えると思います．ただ，それは「あくまでシミュレーションだからわからない」のではなく，「私は車が必要ないのでわからない」からでもありません．そもそも世界のどこかに「正解」が転がっているわけではないからなのです．さて，だんだんわからなくなってきましたね．こういうときは，経験に訴えかけるのがよいようです．

正解はないんだと言われても，すぐに承服しかねるのは，みなさんが日常的に「これで正解だった」と思える意思決定を経験してきているためです．たとえば，買い物に行って，たくさんあるジャムの中からひとつを選んだとします．食べてみたらすごく美味しかった．すると「これで正解だった」と思うでしょう．車を運転して目的地に行くまでに2とおりのルートがあったとします．一方のルートを選んだら自分が予想していたより早く到着した．すると「これで正解だった」と思うでしょう．このように，みなさんは日常的に「自分が正解を選び取った」経験をしています(してしまっています)．しかし，それは(残念ながら)，どこかに転がっていた正解をみなさんが選んだのではありません．そうではなく，みなさんの頭の中(内部)で「これで正解だった」という確信が生まれているということなのです．ここで，私は意思決定およびその話し合いについて，みなさんに大きなパラダイムシフトを要請します．

 「正解」≒「正解だったとする確信」！

私たちはどうしても，世界のどこかにあるであろう，そしてその多くは科学的に証明ができるであろう唯一の「正解」を選び取ろうとしてしまいます．だって，現に世界は目の前にあって，地球は一定の速度で回っており，なにもかも秩序を持って動いているように思えますからね．世界には私たちがまだわからないことも含め，何かしらの秩序やルールがあり，その秩序に基づいた「正解」を選び取っていくことが人間の賢さで

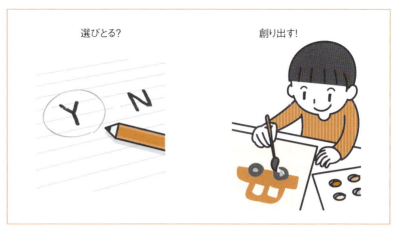

図5 「正解」は選ぶ？ 創り出す？

あると思っているのです．しかし，そうしたモダニズム的な世界観（人間が理性で合理的に考えれば正解にたどりつける）での意思決定には多くの限界があることを，私たちは既に明らかにしてきました．ですから，"意思決定およびその話し合い"は次のように言い換えなければなりません．

内的体験としての「これで正解だった」という確信を創り出す営み

なのだと（図5）．

 ## 現象学からの説明

では，どうしてそのようなことが言えるのでしょうか．フッサール（1859〜1938）を開祖とする現象学*という哲学を使って説明していくことにします．ところで，例の車を新調する件，どうなりました？ スポー

現象学：現象学という言葉は18世紀に登場したものであるが，一般的には，フッサールの現象学のことを指す．19世紀末から20世紀にかけて，ヨーロッパの思想的動向として，既に構築された理論から脱却して，生きることや在ること自体，経験に戻って近代科学をその基盤から見直そうとする機運が生じた．現象学も同様に，経験（現象）の中に，知識の原理，原型を探ることを目的としている（参考 岩波哲学・思想事典）．

69

第3章 意思決定とは何か─意思決定を基礎づける

ツカーと，ファミリーカーどちらにすることにしましたか？

● 準備運動（車の購入の例で考える）

　では，たとえばスポーツカーを買ったとしましょう．スポーツカーはたくさんの荷物を積むことはできませんし，乗車人数も限られています．また，燃費もあまりよくないものが多いでしょう．しかし，スポーツカー好きの人であれば，その車を所有しているという満足感は，それらのデメリットを優に上回るメリットでしょう．自分の車を見るたび，そして運転するたび，その満足感を味わうことができるわけです．結果，スポーツカーを買って「正解だった」とあなたは思うのです．

　では，ファミリーカーだったらどうか．スポーツカーのような所有するだけで得られる満足感は少ないかもしれません．車幅が大きいため，車庫入れのとき，毎回気を使わないといけなくなるかもしれません．しかし，車にたくさん荷物を積んで，キャンプに行って家族で過ごす時間，それはプライスレス！な体験になることでしょう．結果，ファミリーカーを買って「正解だった」とあなたは思うのです．

● 「正解」の種明かし

　さて，どちらに転んでも，結果は正解でした．ここで注目していただきたいのは，「正解だった」「正解でした」と常に結果は過去形で表されているということです．まあ，よく考えればあたり前のことなんですよね．「後悔先に立たず」ならぬ，「結果は先に立たず」．結果は常に"後から解釈される"ものです．しかし，私たちがよく考えないでいると，**後から解釈されるべきものである未来の結果が，世界のどこかに転がっているはずだと自然と思ってしまうのです**．だって，**世の中には私たちの関与と関係なく，秩序があるはずと思っている**からです．

　このように無根拠に（秩序だった）世界の存在を経験していることを，現象学では「自然的態度」*と言います．つまり，人間が"自然"にしてい

自然的態度：フッサールおよび現象学の用語．我々は通常，目の前のリンゴはそこにある，人間は存在している，世界は存在するなどというように，事物や目の前に広がる世界が，我々の意識とは独立して存在していると信じている．これは通常，無意識的な態度，構えである．この世界の存在を自明のこととして疑わない（意識していない）素朴な日常的見方のことを自然的態度という（参考　岩波哲学・思想事典）．

れば，このような認識を持っているということです．意思決定をどうに
かしようと思っている私たちは，この自然的態度をなんとかしないとい
けません．ここを乗り越えないと，よい意思決定はできず，意思決定の
よい支援をすることもできません．

● デカルトと二元論（主客問題）

　ここで一旦，デカルトに戻ることにします．こうしたモダニズム的な
ものの見方の始まりはデカルトでしたからね．デカルトは，方法的懐疑
によって，まずは精神の存在を証明したのでしたね．これは，精神たる
自分，つまり主観というものを見出したということです．では，精神で
はないものは何か，それは物，物体です．これを客観と言い換えること
が可能です．この，精神と物を明確に二分する考え方を「物心二元論」*
と言います．この考え方を人間に置き換えれば，みなさんもよく聞くで
あろう「心身二元論」*になります．

　精神と物体，心と身体，すなわち，主観と客観に分けて考えだしたの
は，デカルトが始まりだったのです．このような考え方も，私たちには
なじみ深いものですよね．試しに，人間を精神と身体の2つに分けない
で考えてみてください．なかなか難しいはずです．物心二元的，主観と
客観を分ける考え方も，やはり私たちの中で，"自然"なものとなってい
るのです．

　世界を精神と物体，主観と客観に分けたことが，このように後世（400
年後）においても，人間の考えを縛ることになろうとは，デカルトも想
像していなかったのではないでしょうか．そして，「主客問題」という大
きな問題を残すことになろうとは，もっと思っていなかったでしょう．
主客問題とは，このように，主観と客観を分けたことにより必然的に生

物心二元論，心身二元論；身体なきあとも霊魂は存在し続けるものして，心身の分離を行っ
た最初の哲学者はプラトン（BC 427～347）である．その後17世紀になり，デカルトが当時の
科学的知見を背景として，物体と心的なものとの相互干渉を完全に排除して物心二元論を提
起した．この考えは，物体のみで完結するニュートン的近代物理学の発展に寄与した．さら
に，人間の身体も自然学の原理が適応できる，つまり，人間から心や精神，魂といった目的
論的なものを排除して，機械の仕組みを見るように観察することが可能だとした（参考　岩
波哲学・思想事典）．

じたもので，主観と客観がどのように一致するのか，または，物の集合である世界を，私たちの精神や意識がどのようにして正しく認識できるのかという問いで表される問題のことを言います．主観と客観の一致，これが，近代哲学最大の難問とされてきた「主客問題」なのです．

ひょっとすると，ここで「それは，科学の発達していなかった昔の話でしょう．今みたいに科学が発達した時代であれば，高精度の電子顕微鏡でDNAだって見られるし，遠くの天体の動きだってつぶさに観察することができるわけだから，客観的な世界があり，人間がそれを正確に捉えられることはもう疑いようのない事実じゃないか」と言う人が出てくるかもしれませんね．よくよく考えないと，その言い分は正しいように思えます．でも，ここでそのような考えに反論しなければなりません．

たしかに，物体を精密に観察して，小さい要素に分解していくと，なんだかその物体の正体が判明したような気になります．その物体を客観的に明かしたような気になりますね．でも，その精密な観察は誰がしたのでしたっけ？　ええ，もちろん，人間ですね．今後，さらに精密になった電子顕微鏡で，クォークのその先まで見られるようになっても，はたまた，何万光年先の星まで旅行できるようになって，直接その星を観察できるようになっても，それは，あくまで人間，人間の主観が認識しているものです．

● 主客問題と意思決定

このように，いくら科学が発達しようとも，人間は，その人間自身の主観から飛び出ることはできないのです．そして，いつまで経っても，私たちが人間である限り，私たちの主観が，客観を正しく捉えていることを証明することはできないのです．

この事実は，今私たちが考えてきている「意思決定」にも大きな影を落としています．だって，客観的世界をきちんと捉えられているかどうかはわからない，さらには，主観は人それぞれだと考えれば，それぞれ見ている世界が実はまったく違っているかもしれない．そうなると，目の前の「（正しい）決定」を多人数が共有することが，そもそも不可能になってしまうからです

● 主客問題に対する現象学の解明

　さて，このいつまで経っても解きようのなさそうな主客問題を，現象学はどのように解明したのでしょうか．現象学の基本モチーフが，まさに，人間の認識の原理を明らかにして，共通了解の可能性を基礎づけることでした．主客問題を解くことが，現象学の第一の課題だったわけです．それまでの思想家は，あくまで客観（現実世界と言ってもいいです）があることを前提として議論していました．現象学の開祖であるフッサールはまったく別の方法で，主客問題を捉えました．

　　　そもそも，客観というようなものは存在しない．私たちは，それ
　　　ぞれが主観で，客観（現実世界）があると「確信」しているにすぎない．

　人は誰しも「確信」を抱くことがあります．中には後から間違いに気がつく確信もあるし，人と違う確信のこともあります．さきほど「確信」しているに“すぎない”と書きましたが，現実世界が目の前に広がっており，その中で自分が生きているという確信ほど強固な確信はない．そうフッサールは言います．すべての人に共通して，かつ強固に確信しているもの，それが客観であり，現実世界の存在ということなのです．

　そして，その確信を私たちは，常に，相互に，「確かめ合って」います．もう無意識に，でしょうが，「今，目の前に私には赤いリンゴが見えているけど，あなたにも同じように赤いリンゴに見えているよね？　青いリンゴじゃないよね？」と現実世界を確かめ合っているわけです．それで，相手も赤いリンゴに見えていることがわかると，「ね，ね，そうだよね，赤いリンゴで間違いないよね」と，その確信の程度は強くなっていく．誰に聞いても，同じ答えが返ってくると，確信はその人の中で真実へと姿を変えます．「これだけみんなが同じように見えているんだから，もう客観的現実世界が存在することは間違いがない」と私たちは信じ込んでしまっているというわけなのです．

　たとえば，これが「今，目の前に私には白い幽霊が見えているけど，あなたにも同じように白い幽霊が見えているよね？」というような話になると，「うん，私にも見えるよ」という人もたまにはいるかもしれませ

んが，たいていは「え，何言ってんの？ そんなのいるわけないじゃん」と返されてしまうでしょうから，目の前に幽霊がいるという確信は他の人と確かめ合えないものになります．このように確信の強度が低いものを，人間は「非現実」と呼びますね．現実も，非現実も，その人の確信であるという点は同じ．確信が他の人と確かめ合えるか，その確信の程度の違いがあるということなのです．

● **意思決定と「確信」，次なるステップは**

　意思決定もこれまで説明した例とまったく同じです．このように原理的に考えていくと，残念ながら（私とて残念に思っているのですよ），客観的な正解などという決定は目指しようにも目指せるものではありません．しかし，「これで正解だった」という確信の程度を限りなく上げるように目指すことはできるのです．

　さて，これで「正解」を導こうとする意思決定は不可能で，代わりに「これで正解だった」と確信する意思決定は可能であることが，おわかりいただけたでしょうか．となると，私たちが次にしなければいけないのは「じゃあ，正解だったと確信するにはどうしたらいいの？」という疑問に答えることです．

6 意思決定プロセスにおける「納得感」を指標にする

　前項で，客観的に世界に転がっている「正解」を導こうとしていること自体に限界があること，私たちにできるのは，「これで正解だった」という確信の程度を上げていくことだということを学びました．次に必要になるのは，この「確信の程度を上げる」ための具体的方策です．

　みなさんそれぞれの認識（今回であれば，現実世界すらも確信なのだという世界認識）が変わることは大変重要ですが，認識が変わるだけでは不十分です．やはり，みなさんが行う（支援する）意思決定の実際が変わらないとうまくありません（「意味がない」とまでは言いませんが）．前

項に引き続き，最初に結論から言っておきましょう．

意思決定の確信の程度を上げるには，「納得感」を指標にしてプロセスを創っていけばよい

今一度書いておきますが，私たちはいかなる場面においても"正解を目指す"ことはできません．しかし，通常，私たちは意思決定にあたって，正解から逆算して，今何を選ぶか，今どういう行動をするかという考え方をしてしまいます．再び，車を新調する話を使ってこの問題を考えましょう．

人間の心は"変わる"

車を買おうと思ったとき，まず何をイメージしますか？ よほど変わった人でなければ，車そのものの像が目に浮かびますよね（変わった人は，支払いに使う札束を思い浮かべるかもしれませんが）．それが，あなたが潜在的に欲しいと思っている車のイメージ画です．そのときイメージした車が，買った後の結果，すなわち「正解」となります．そして，この正解を目指して車選びをしていくことになるので，そこから先の作業は，新たに車を選ぶというよりは，消去法でなるべく正解に近い車を探しだすようなものなっていきます．この車はスタイルは気に入ったけど，最大乗車人数が正解とは違う，こっちの車は燃費はいいけど，内装がどうにも気に入らないとかいう具合にです．

直線的に正解たる車にたどり着けばよいですが，選ぶのは人間ですから，途中で気が変わってしまうこともあるでしょう．たとえば，ワンボックスカー以外は考えていなかったけど，めちゃくちゃかっこいいセダンタイプの車を見たら，セダンでもいいような気がしてくる，なんてことが起こりえますよね．または，これまで重要なポイントと思っいた部分が，実は大して重要でなかったことに気づいてしまうこともあります．車の色にはこだわりがあると思っていたが，スタイルを気に入った車にイメージしていた色がないとわかったら，案外色にこだわりがないことに気がつく，というようなケースです．

このように，自分の心変わりや，認識の変化に気がつけばよいのですが，気がつかないと，"自分の本当の気持ちに嘘をつきながら"，はじめに決めた「正解」に突き進むことになります．

自分に嘘をつきながら行った意思決定がよいものになる可能性は低いでしょう．だから，この正解からの逆算方式の意思決定は今後やめておくのがいいと，私は思っています．代わりに，今，この瞬間の自分の「納得感」に目を向ける，そんな意思決定の方法をお勧めしようと思います．それにより"意思決定の確信の程度を上げる"ことが可能になります．

 話し合って"決める"

意思決定には話し合いが付き物です．自分ひとりで何かを決めるというときですら，自分と話し合うプロセスが必ずあるからです．医療現場においては，患者さんや家族，医師や看護師，および他のメディカルスタッフなど複数のステークホルダーで何かを決めることが多いので，意思決定は，ほぼ話し合いであると言うことができます．話し合いの最中，その時々の瞬間々々において，どういう話し合いであれば，納得感が上がっていくか，それを考え，実行するというのが，今回新たに提案する意思決定のやり方です．

また，例示から考えていくことにしましょう．先ほどの，正解からの逆算方式の意思決定は，医療現場においても（いや，医療現場においてこそと言ったほうがいいかもしれない）日々行われています．たとえばこんな場面です．

> ある日のお昼過ぎ，あなたは後輩（あなたが医師であれば研修医と言い換えてもよい，あなたが看護師であれば新人看護師と言い換えてもよい）に声をかけられました．

> **後輩** せんぱい，525号室の田中さんのことなんですが，ちょっとよろしいですか？
> **あなた** はい，いいですよ．どうかしましたか？

> **後輩** 田中さん，抗がん治療も進んでいて，口内炎もひどくなってい
> るんですが，痛み止めを勧めても，ぜんぜん飲んでくれないんです
> よ．絶対痛いと思うんですけど．
> **あなた** ああ，確かに通常なら痛み止め使ってる時期ではあるよね．
> ええと，それで？
> **後輩** はい，せんぱいが話してくれたら，田中さんも言うこと聞くん
> じゃないかと思うんです．
> **あなた** つまり，説得してこいってこと？
> **後輩** まあ，説得っていうのではないですが，田中さん，せんぱいの
> 言うことはちゃんと聞いているようでしたので．

　こういう場面，私など本当に毎日のように経験します．まったく逆の
タイプもあります．つまり，薬を飲みすぎていると思われるので，飲ま
ないように言ってくださいというものです．どちらにしても，患者さん
を説得する（薬を飲むように／薬を飲まないように）ことを依頼されま
す．私はこの依頼に長年どこか違和感を抱きつつ，「まあ，話してみま
す」と言って，患者さんの元に向かい続けています．

　この場面で何が問題か，また私がどうして違和感を持つのか，ここま
で読んでくださったみなさんならおわかりでしょう．**話し合う前に，正
解が決まってしまっている**のですよね．しかも，**一番重要なステークホ
ルダーであるべき患者さんの知らないところで，あらかじめ正解が設定
されている**．それがこの場面の問題の本質です．

　このタイプの意思決定が，悲しいかな医療現場にはあふれています．
**最初から正解が決められており，その正解を選び取るように，表面上は
そう見えなくても，また，そういう意図を持たないまま，結局は患者さ
んを「説得」している**．私の違和感の理由もおそらくこれだったと思いま
す．口では努めて穏やかに「まあ，話してみます」と言うわけですが，内
心は「最初から結論決めんなよ．話してみなきゃわからんだろ」と，
ちょっとブラックな私が文句を言っているのです．

　もちろん，「説得」という方法が必要な場面があることは否定しませ

表1　納得感を高める話し合いの留意点

- どういう私だと納得感が高いか
- どういうタイミングだと納得感が高いか
- 価値観のレベルで話せているか
- どれくらいの長さだと納得感が高いか

ん．自傷行為をしようとしている人を止めなければいけないとき，ゆっくりと話し合うとか言ってられません．まずは説得してやめさせないといけない．落ち着いてからゆっくり話し合えばいいわけです．しかし，このような緊急の場面を除き，医療現場におけるほとんどの意思決定は，少なくとも2〜3分の話し合いが行える余裕はあるものです．その際には，**表1**にまとめた点に注意して，話し合ってみてください．それにより，意思決定の確信の程度を上げることができます．以下に具体的に説明します．

●どういう私だと納得感が高いか

"相手にとって"今の「私」がどのように映っているか，話し相手として適当と感じてもらえているか，そのようなことに注目します．最低限「この人と話してみても，まあいいか」くらいには思ってもらえないと，話し合い自体が成り立ちません．先ほどの例のように，こちらが「説得」するつもりで行くと，それは相手（患者さん）にも伝わりますので，逃げ腰になられたり，逆に反発されたりします．いずれにしても，よい対話ができるような関係性ではなくなります．

私は，患者さんのところを訪れる際には（それが大部屋であっても），必ず部屋のドアや，壁などをノックして一呼吸置きます（もちろん，マナーとして行っている面もあります）．その一呼吸の間に私がイメージすることは，その患者さんとの関係性，および，その人が「どんな私なら受け入れてくれるか」ということです．明るい性格の人を好むのか，しっとりと静かな態度がよいのか，少々権威ぶったほうが納得されるか，はたまたフレンドリーな感じが受けがよいかなどなど．相手と話し

合いを始めるときの関係性，もしくは話し合いをしながら関係性を築いていく際に，自分がどんな人であったらよいか，を考えているということなのです．

私は研修医によくこんなことを言います．

> 「僕が患者さんと話しているところをよく見ていたらいいよ．たぶん，患者さんによって，ずいぶん違う態度をとってると思うんだ．あるときはとてもフレンドリーに見えるかもしれない．でも次の患者さんには，急によそよそしくなったと見えるかもしれない．それは，患者さんによって"自分"を使い分けるようなことをしているからなんだ」

● どういうタイミングだと納得感が高いか

次に考えるべきは，話し合いのタイミングです．これ，意外と重要なことです．人間の気持ち，他人の話を聞くキャパシティー，物事への関心，これらはすべて移ろいゆくものです．その人が話し合いをする余裕があり，一番関心が寄せられているとき，意思決定の話し合いをするのがやはりいいということになります．薬を飲みたくないと言った患者さんも，いろいろな人に薬を飲むことを勧められた直後は，どこか意固地になっているでしょうし，いらいらしていて話し合う余裕もなくなっているでしょう．そんなときには，こちらが態度に配慮し，話し方を工夫しても邪険にされるだけかもしれない．だから，話し合いのタイミングを図ることが大切なのです．

私は「まあ，話してみます」と言ったものの，今日は患者さんがいらいらしているなどの情報があった場合には，あえて時間をおいて翌日に会ってみることにすることもあります．翌日になって行ってみると，とても話しやすかったりすることもしばしばです．傷の治るのを待つことを説明するのに「時間ぐすり」という言葉を使いますが，あれは上手い言い回しですね．決して「何もしない」わけじゃなく，時間という薬を使ってるのだというメッセージになる．意思決定にもこの「時間ぐすり」が必要だと思いますし，積極的に使うべきだと思います．

● 価値観のレベルで話せているか

話をしていて「なんだか表面的な会話だな」と思ったことはありませんか？　どうにも煮え切らないというか，奥歯にものがはさまっているというか，どこか含みがあるというか．これはお互いに，ですが，このような話し方では，納得感のある対話をすることは難しくなります．では，はっきりと物を言えばいいのかというと，それも少し違います．自分の意思が相手にちゃんと伝わるということは，まさに「表面の」意見が伝わるということだけを意味しません．

"考え方，価値観は人それぞれである"これはよいですよね．まったく同じ価値観を持っている人などいません．想像してみてください．何を見ても，何を聞いても，何をしても，あなたとまったく同じように感じ取る人がいたら？　いやいや，気味が悪いですね，もうホラー映画の世界．実は，そんな人がいないから，私たちは人づきあいができるのです．相手の考えていることは基本的にはわからず，また自分の考えていることが相手にすべて伝わったりしないから，安心して話ができるんです．みんな違うから，ほっとできる，とでも言いましょうか．繰り返しますが，自分の考えていることを，相手がすべてわかっているような事態はホラーでしかありません．

このように価値観が違った者同士が対話をするわけで，わかり合うには，それ相応の工夫が必要になります．その工夫というのが，価値観レベルで話す技術です．もっと簡単に，その人が今，"なぜ"その意見を言っているのか，その"なぜ"を相手から引き出す技術と言ってもいいかもしれません．この価値観レベルで話す技術を私は「価値観コミュニケーション」と名づけました．これについては，第4章で詳しく述べます(p95参照)．

先般の薬を飲みたくない患者さんとの対話であれば，その人が"なぜ"薬を飲みたくないのか，飲みたくないという意見が出てくるその人の"価値観"を引き出さないといけません．「痛み止めは早くに飲みだすと，後々効かなくなるらしいから，まだ飲みたくない」という誤解を解くことで解決できそうな「なぜ」もありますが，「多少の痛みを感じているこ

とが，私が生きている証なんだ」というような固い信念が背景にあることもあります．そして，話し合いは双方向性のものですから，こちらも自分の価値観を開示しないとアンフェアです．私だったら「何百人も痛みのある人を見てきたので，どうにも，痛みがあったら取ってあげたいと思ってしまう性質なのですが……」と，自身の価値観を開示したうえで，痛み止めの効用やデメリットなどを説明すると思います．

● **どれくらいの長さだと納得感が高いか**

では，対話の長さはどれくらいにしたらよいでしょうか．意思決定のテーマや，相手との関係性，ステークホルダーの人数によって必要な時間は変わります．ですから，「○分間が適当です」という答えは，もちろんありません．代わりに指標にすべきは，どの程度お互いに「納得」しているかということです．「納得」と「理解」はその意味合いが違います．「理解」とは，まさに"わかる"ということですが，「納得」は，"他人の考えを理解して承知すること"です．すなわち，ただわかっただけではなく，自分との違いも含めて，相手の言ったことも「もっともだ」と認めることを言います．そこまでいくためには，価値観レベルのコミュニケーションを行うことが最も大切ですが，そのほかにも，前述の向き合う"私"の意識や，話し合いのタイミングを図ることなどを駆使して，なるべく早く「納得」にたどりつくように工夫を凝らしていきます．

お互いの納得感が十分高まったところ，それが，適切な話し合いの終わりであるということなのです．

"私"や，タイミング，価値観の意識，どれにおいても重要なのは，「今現在」の対話に目を向けているということです．意思決定をカッコよくすると，こんなふうに言い換えることができそうです．

> **変えることのできない過去に縛られるのではなく，また，目指せない未来の正解を求めるのでもなく，今，目の前にある話し合いそれ自体に目を向ける営み**

ダメ押しで，Mr. Children の歌詞も借りることにします．

空に架かる虹を今日も信じ　歩き続けよう
優しすぎる嘘で涙を拭いたら　虹はほらそこに
過去は消えず　未来は読めず　不安が付きまとう
だけど明日を変えていくんなら　今　今だけがここにある
きっと　虹はもうここにある

　　　　　　　　　　ヒカリノアトリエ　Mr. Children
　　　　　　　　　　　　　（JASRAC 出 1904292-901）

 意思決定を保留するという選択肢

　意思決定というと，当然のことですが，どうしても，何かを「決める」「結論を出す」ことに焦点があたってしまいます．「意思決定のスキル」とでも書けば，なるべくスピーディーに決定を行う技術ともとられかねません．しかし，**実は何かを(今は)決めない，もしくは保留するという技術のほうが，難しく，それでいて重要なのです**．ここではそれについて述べておこうと思います．

 保留することのメリット

　冒頭のように書くと，それは「結論が出せないから，とりあえず待っておく」とか，「決定することから逃げる」といったように，消極的な意味で受け取られるかもしれません．しかし，それはむしろ逆です．結論が急がれる雰囲気の中，あえて，決めないという選択肢をとることは，勇気がいることですし，次のよきタイミングを待つ気力と体力も必要です．ですから，雰囲気に流され，または，決めたくてうずうずする自分の気持ちに負けて，安易な決定をするより，決めないでいたり，待ったりすることのほうが，積極的な介入とすら言えるのです．

　意思決定は「全体像」として捉える必要がありました．そして，その全体像は時間とともに，特にその意味や価値は移ろいゆくものでした．だ

から，実は決めずに待っている間にも，意思決定の全体像は変化し続けています．場合によってはいい方向に変わっていく可能性がある（より複雑になっていっている可能性もありますが……）．それを待てる人と待てない人，その違いが意思決定のスキルの違いであると私は考えます．

例にあげた痛み止めを飲んでくれない患者さんには，結論を待つ方法が一番の介入であることがしばしばあります．素知らぬ顔で，翌日行ってみると

> 「あれから1日考えてみたんだけどな．痛いの我慢してても仕方ないしな．昨日よりも痛くなってるしさ．痛み止めもらうことにしたわ」

などと言ってくれたりします．待っている時間が，患者さんが自ら問題を整理し，意思決定をする力を引き出したということですね．**決定を保留するというのは，本人の力を信じ，さらにエンパワーする積極的な介入である**．そう言ったら言い過ぎでしょうか．

時間を味方にしよう

私は医学部で(医療)倫理の講義も担当しているのですが，ここで述べてきたようなことを講義でも話しています．「医師人生20年でやっとわかった臨床倫理の本質は，3つだけです(**表2**)．今日の講義ではこれだけ覚えてもらえばいい」と話しますが，本当にそうだと思っています．

- 「決定を保留する」「決めないでおく」という選択肢を常に持つ

これは，書いてきたとおりです．意思決定は全体構造として常に変わり続けています．その変化を感じ取れるかどうかで，意思決定の支援がうまい／へたが決まります．

表2 医学的な意思決定の際に考えておくべきこと
- 「決定を保留する」「決めないでおく」という選択肢を常に持つ
- 対立する選択肢の両方を叶える方法がないか考える
- 常に「仮の決定」と思うようにする

第3章 意思決定とは何か―意思決定を基礎づける

●対立する選択肢の両方を叶える方法がないか考える

　対立している2つの選択肢があると（あちらを立てればこちらが立たない2つの選択肢が対立している状況が，そもそも倫理的ジレンマの定義），私たちはどうしても，どちらか1つを選ぶことをしがちです．しかし，できれば両方叶えられたほうがいいわけです．

　患者さんは自宅に帰りたいと言っているが，家族の状況がそれを許さないといったとき，どちらを立てるか私たちは悩みます．しかし，たとえば，1週間限定で帰ってみるとか，病院の療養環境を自宅に近づけるといったことで，両方を満たすことができる場合があります．まあ，それもこれも，患者さんや家族とよく話し合わないとできないことではありますが，少々時間を使ってでも，「どちらにするか」ではなく「どちらも叶えるにはどうするか」を考えることが重要です．

●常に「仮の決定」と思うようにする

　なんだかんだ言いながらも，私たちが持っている時間は有限ですし，現場は待てないことがほとんどです．いずれかのときには，決定する瞬間，決定しなければならない瞬間がやってくるでしょう．しかし，その場合でも，常に「これは，ひとまずの，仮の決定だ」と思うことを推奨します．繰り返しますが，意思決定の全体像は移ろいゆくので，一度した決定もときが経てば，その決定の持つ価値や意味が変化して，状況にそぐわず，今一度意思決定をやり直したほうがいい場合もあるからです．

　この3つには，時間をうまく使っているという共通点があると言えそうです．意思決定，その支援においては，これまでしてきたよりも，時間を意識し，時間を味方につける，そんな意識を持ってみてはいかがでしょうか．

8 意思決定の支援とエビデンス

「正解は目指せない」「本人の納得感が大切」「ときが来るまで待つ」などと言われると，「じゃあ，もはやエビデンスなんて関係ないということなんだね」「医学の知見は無視して本人の意向に沿えばいいということなんでしょ」と，ある種の反発を持って，そう思ったりする人，いるのではないかと思います．

この反発に対して，「じゃあ，もはやエビデンスなんて関係ないということなんだね」というのはニヒリズム一歩手前ですね，とか，「医学の知見は無視して本人の意向に沿えばいいということなんでしょ」というのは完全にポストモダニズムだけの考えですね，などと回答してみてもいいのですが，ここでは，より"納得感の高い"説明を目指してみようと思います．

 ほんとうのEBM

そもそも，エビデンス，およびエビデンス・ベースド・メディスン（evidence based medicine：EBM）は誤解されがちです．いえ，この本を読んでいる賢明なみなさんは，そのようなことはないと思いますが，残念ながら，いまだに誤解，曲解されている概念であることは残念なことです．EBMとは，「個々の患者のケアに関する意思決定にあたって，その時点で最良のエビデンスを，慎重，明示的かつ思慮深く使用すること」[4]です．

まずは「個々の患者」の意思決定ということですから，「エビデンスのある治療なんだから，どの患者もやったほうがいい」というのはおかしな話であることがわかります．あくまで主語は，個々の"患者さん"，その患者さんがエビデンスを利用するのであって，エビデンスが先にあり，エビデンスに見合う患者を選んで，あてはめるようなやり方は本末転倒です．

また，「慎重に，思慮深く」使うということですから，エビデンスを金

85

科玉条のようにして，絶対視することはEBMではありません．エビデンスは，目の前の患者さんに使えそうなら，まあ使ってみるか，くらいの気持ちが適度でいいと私は思っています．

エビデンスに基づいた医療とは

では，そのエビデンスとはなんだったでしょう．エビデンスとは，「"集団"を対象として行われた疫学的研究の結果」ですから，その結果は，あくまで集団に対しての確率でしか表すことはできず，目の前の患者さんの確率ではありません．また，とりわけ，比較試験は条件をかなり統制しますので，その結果は，合併症などがなく，治療に対する好き嫌いもなく，個別の事情もないという仮想の患者に対するものということになります．学生にはこんなふうに教えています．

> エビデンスとは，若く元気で，当該治療を必要とする病気以外に合併症がなく，もちろん認知障害もなく，家族とのしがらみはなく，お金の心配もしなくてよく，医療に対してなんら価値観を持たない仮想の患者である「蘭田比嘉子（ランダひかこ）」さんを治療をしたときの確率である

ね．いずれにしても，エビデンスは，よければ利用する，くらいがよくて，そのエビデンスの使い方の態度・姿勢を含めてEBMなのです．

エビデンスの"利用法"

私とてエビデンスを使いますし（EBMの枠組みで），同じように多くの医療者がエビデンスに注目し，また患者さんもそう望んでいることでしょう．それは，現代において，多くの人が，エビデンスを使って意思決定をすることの納得感が高いからです．エビデンスは，科学的根拠と訳されたりします．ここでいう科学は，ほぼ統計学のことを言っており，科学的根拠は，統計学的な「正解」と言ってもよいと思います．

まだまだ，この世の中はモダニズムが主流で，「正解」を求める人が多いということなのでしょう．私たちがまずしなければならないのは，エ

ビデンスは，統計学というひとつの視点で見たときの「正解」でしかないということを理解することです．そして，**意思決定を行うときにエビデンスだけを材料，根拠にせず，あくまで意思決定の全体像の一要素と位置づける**ことです．

さらには，意思決定の主体である本人（医療場面であれば患者さん）が，どのくらいエビデンスを重視する人なのかを見極めることも大切です．以前につくば市の先生から聞いて，面白いなと思ったことがあります．つくばというところは，ちょっとおもしろい環境のようで，今では学術・研究都市というイメージが強いですが，それ以前は田んぼと畑が広がる田園地帯だったわけです．だから，患者さんが大きく二分されており，バリバリの科学者か，長靴で病院に来るような農業に関係する人のどちらかなのだそうです（もちろん，そうじゃない人もいるとは思いますが）．

ステレオタイプに分類するのもよくありませんが，国の研究機関で働いているような「科学者」は，やはり，相応にエビデンスを気にするでしょう．自分で病気のことを完璧に調べ上げて，海外から薬を個人輸入し，それを持って外来に来る人もいると聞きました．長靴でやってくる農家のおじさんは，「AよりBの薬のほうが，有意に効果が高い」というエビデンスよりも，治療を行う時期が農業の繁忙期と重ならないことが，何より重要な意思決定の要素になることもあるでしょう．

このように，同じエビデンスであっても，その使い方は，その人の価値観によって違ってきます．**あくまで，その人（患者さん）の納得感が一番高まるエビデンスの使い方をする，それが，正しいエビデンスの使い方であり，EBMなのだと私は思います．**

コーヒーブレイク　農業のすゝめ

　自宅で農業をやっております．約40坪の畑ですから，耕運機がないと耕せないくらいの規模です．北海道ですので，作物を育てる期間は限られているのですが，冬に土が休む時間があることと，雪解け水の栄養で，とても美味しい野菜ができます．

　趣味として始めた農業でしたが，思ってもみなかったところで，患者さんとのやりとりに活かされるようになりました．もっと言えば自分の生き方にすら影響が出てきています．自然には抗っても仕方がないということが，わかるようになったような気がするのです．もちろん，言葉では理解していたのですよ，人間はいつか死ぬということは．でも，本当の意味では，わかっていなかったんでしょうね，その意味が．でも，農業を始めてから，少しだけ，まだ少しだけではありますが，人間も自然の一部であって，自然の摂理とともにあるのだということが，実感としてわかった感じがするのです．

　みなさんも農業，やってみませんか．

● 文献
1) 酒井明夫ほか（編）：新版増補 生命倫理学事典，太陽出版，p465，2010
2) シーナ・アイエンガー（櫻井祐子訳）：選択の科学，文芸春秋社，p74-77，2010
3) パスカル（前田陽一ほか訳）：パンセ，中央公論新社，p58，2018
4) Sackett DL, et al：Evidence based medicine：what it is and what it isn't. BMJ **312**(7023)：71-72, 1996

価値観コミュニケーション

1 医療現場にあふれる「対立」

> 斎藤さんは76歳の女性です．息子夫婦と3人で暮らしています．肺がんの治療を行ってきましたが，3ヵ月前に今後の抗がん治療の継続をやめる決断をし，自宅で過ごしていました．しかし，その後ほとんど何も食べられなくなったため，2週間前から内科の病棟に入院となっています．仙骨部の褥瘡に対して，皮膚・排泄ケア認定看護師が介入し連日処置を行っています．主治医は予後について1ヵ月程度と予想しています．
> 斎藤さん本人は自宅に帰りたいと考えているようですが，家族からはよい返事がありません．

斎藤さんの今後の療養について，関係者で話し合いが持たれました．すると，こんな意見が出てきました．

> **家族** 本人は帰りたいと言っているようですね．できればそうしてあげたいのですが，わが家は共働きでして，とても自宅では看切れません．
>
> **主治医** そうですね，今は点滴もしてますし．できれば酸素もしてたほうがいいからなあ．これを自宅で続けるというのは実際大変じゃないかな．
>
> **内科の科長** あまり入院期間が長引くようなら，自宅退院か転院を検討するように．
>
> **病棟の看護師** 本人が帰りたいと言っているのだから，なんとかして帰してあげるべきなのではないでしょうか．
>
> **皮膚・排泄ケア認定看護師** 現在の褥瘡の状態から考えると，毎日処置する必要があります．自宅に帰ってからでも外来に通うか，訪問看護を入れるかして，できれば毎日したいところですね．

　今この瞬間に，こんな話し合いが全国100ヵ所以上の病院でされていることでしょう．それくらい医療現場ではありふれた場面です（**図1**）．「あー，あるある，こういうこと」と思った人も多いはず．この「あるある」感が実は問題でして．つまり，**医療現場はこうした対立に，ある意味，「麻痺」してしまっているのです**．みなさんのいる現場では，このように意見が対立したとき，どのように解決をしているでしょうか．

　最終的に「医師の指示だから仕方ない」として片づけてしまっている？

　もしくは，「とにかく，本人の言うとおりにするしかないでしょ」と言って，十分な準備もなく"とりあえず"帰すことにする？（そして退院した翌日に救急車で戻ってきたりする）．

　このどちらも好ましいやり方ではありません．共通しているのは，意見の違いを調停できていないということです．

　医療現場には上記のような対立や意見の違いがあふれています．もう，本当にあらゆるところで起こっています．私が医師だからなおさら思うのかもしれませんが，医師と看護師の間では，毎日毎時，意見の違

1 医療現場にあふれる「対立」

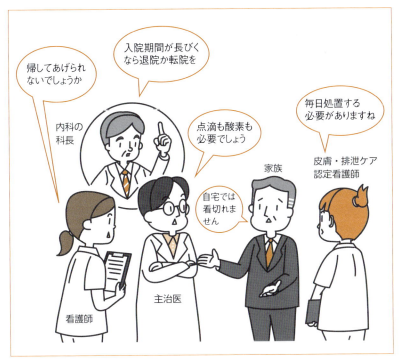

図1 関係者の意見が…

いが起こっています．医師と薬剤師，看護師と薬剤師，看護師とリハビリテーション職，看護師と介護職……．職種間の対立，意見の食い違いは，あげ出せばきりがありません．同じ職種の中であっても，上司と部下でも対立が起こりますし，逆に同期ゆえ対立するという事情もあるでしょう．また，経営者と現場の医療者との関係も，なかなかうまくいかない間柄ですよね．私が感じているところとしては，教育者と臨床家，研究者と臨床家の間のギャップもかなり大きいものがあります．

そして，この本で一番忘れてはいけない対立は，医療者と患者さん，および家族，または，患者さんと家族の間にある対立，意見の違いです．この対立をうまく調停できるか，それに現場の医療がうまくいくかどうかがかかっている，そう言っても過言ではありません．

第4章 価値観コミュニケーション

 ## 信念対立という捉え方

　このような対立のことを哲学では，「信念対立」と言います．信念というのは，言うなれば，「自分が正しいという確信」です．第3章の現象学のところで，現実世界すら，私たちの"確信"にすぎないという話をしました(p73参照)．「現実世界がある」と信じて疑わないみなさんのその確信は，まさに信念と言ってよいものです．広い世の中には，現実世界の存在を疑っている人が，マイナーではありますが，いくらかはいるでしょう．その人とみなさんが現実世界について話し合ったら，一方は「現実世界は存在するに決まっている．だって，こうやってつねったら痛みを感じるから」と言い，もう一方は「いや，現実世界なんてないんだ．その痛みすら幻想でしかない」と言うでしょう．それぞれ自分が正しいと信じて疑わない，その信念同士のぶつかり合い，それが信念対立です．

　対立というと，言い争いや喧嘩をイメージされるかもしれませんが，信念対立は，結果として喧嘩になることだけを指してはいません．信念の対立が起きても，どちらかが折れたり，もしくはお互いが折れたりして争うことなく終わることもあるでしょう(この章で行っていくのは，そういう解決の仕方ではありません：後述します)．または，当事者が対立に気がついていない対立もあるでしょう．

　先に述べたように，医療現場には対立があふれています．それゆえ，それに慣れっこになってしまっており，対立していることに気がつかないまま過ぎていっていることもかなりあるのではないかと私は踏んでいます．このように，信念対立における対立とは，傍目に「あの人たち，対立してるよね」とはわからない内面にとどまっている対立も含まれます．**あらゆる正しさの確信の違いから起きるすれ違いや対立が信念対立なのです．**

 ## 信念対立はそのままにしてはいけない

　だから，信念対立は本当にあらゆる場所で起きているのです．人と人が関わり合う場所においては，常に起きているわけです．医療現場はさ

まざまな人が人と関わり合う最たる場所です．「そんなに常日頃起きていることは放っておいていいということじゃないのか？」そう思う方もいるかもしれません．しかし，そうはいかない事情があるのです．

　医療現場で信念対立が調停されないまま積み重なると，お互いにだんだん話しづらい場になっていきます．医療者同士がお互いになるべく話すことなく過ごすようになります．最初は意見が違う相手に対して，「このわからず屋め！」と怒っているかもしれませんが，そのフェーズが過ぎると，それは諦めに変わります．指示・連絡以外のコミュニケーションがなくなり，みながお互いに干渉せず，自分の仕事をするだけの現場になっていく．そんな場所で働きたいと思うでしょうか．

　そして，一番悪いことは，その現場の雰囲気が患者さんに影響することです．そんな現場がよい医療を提供できるとは到底思えませんもの．もしくは，医療者と患者さんとの間でも信念対立は常に起きていますので，より直接的に患者さんが不利益を被ることになります．そうなんです．医療現場において信念対立を放置しておくことは，医療の質の危機ということなのです．

　本章では，「価値観」に焦点をあてて話し合うことで，この対立をむしろ"活かす"方向に持っていく考え方を紹介します．もちろん，これは人生の最終段階について患者さん・家族と話し合う際にも必要な考え方となります．

2　隣の人は異星人？

人が「怒る」のは

　まず前提として重要になってくるのが，隣の人は自分とは違う人という認識です．「それは，わかってますよ」と言いたくなった人でも，きっと"違う"という認識の程度はまだまだ甘いと思います．「他者は自分とは違う」，それは誰でもわかります．一卵性双生児であっても，兄弟の

第4章 価値観コミュニケーション

ことを「もう一人自分がいる」とは思っていないでしょう．しかし，まあ，同じ人間ではあるし，同じ日本人だし，同じ男性(女性)だし，同じような顔をしてるし，同じような趣味だし……などと思っていたりするかもしれません．ここが問題で，こんなふうに「違うけど，だいたい同じ」と思っていると，「違いはあるけど，だいたいは同じ意見だろう」「言ってはいないけど，わかってくれているだろう」などと，相手との共通点を多く見積もってしまったり，相手の理解に過度な期待をしてしまったりします．そして，最終的に意見が食い違ってくると「どうしてわかってくれないんだ！」と，怒り出す事態に陥るのです．

　人間が怒るのは，たいてい，自分がもともと持っていた期待と，結果のギャップが大きいときです．私など，冗談じゃなく毎日子どもに怒っています(叱っています)．たとえば，宿題をしないとき，食事を座って食べないとき，なかなか寝ないとき……．これらすべて，私がもともと持っている期待から，子どもの行動が外れるために腹が立つわけです．少し心に余裕があって，「今はやっていないけど，自分から宿題をするの待ってみようか」とか，「座ってないけど，身体に栄養が入れば同じか」などと思えるときには，こちらの腹も立ちません．こちらの期待と，相手の行動という結果とのギャップが少ないからです．まあ，それをわかっていながら，どうしても叱らざるをえないのが親子関係の難しさではあるのですが．

　いずれにしても，少なくとも，無用に怒ることのないように，私たちは，自分自身で調整可能な，自分の期待をコントロールすべきなのです(相手の行動はコントロールできないと思ったほうがいいです)．

「違うのがあたりまえ」からスタートする

　そこで，お勧めしたいのが，人それぞれ"違う"ことをスタートラインにすることです．しかも，違うといっても生半可な違いじゃなく，もうなんなら，隣の人は異星人じゃないかと思うくらい，違うということをスタートにするということです．

　「メン・イン・ブラック」という映画をご存知でしょうか．実は知らず

知らずのうちに，エイリアンは地球に住んでおり，共存しているという設定で進んでいくウィル・スミスとトミー・リー・ジョーンズ主演のSF映画ですが，そこには，人間の皮をかぶって変装し，何食わぬ顔で人間世界に溶け込んでいるエイリアンたちが描かれています．人間の形をしたロボットを頭の中に座って操縦している小さなエイリアンが出てきたりもします．

　これは，私の個人的な方法なので，必ずしもマネしなくてもいいのですが，初めて会う人，意見を交わさなければいけない人と相対するとき，ひょっとしたらこの人はエイリアンなのかもしれないと思うことにしています．もちろん，本当にエイリアンと疑ってかかっているということではなく，思考実験のようなもので，間もなく消え去るイメージなのですが，相手が何を言ってきても驚かないようにするために，事前の"違い"の幅を広げておくという工夫なのです．

　私たちは，なまじっか同じような顔をしており（だいたい目が2つあって，口が1つある），同じような言葉をしゃべる（林檎を見たらリンゴと言うし，犬を見たらイヌと言う）せいか，相手も同じような考えを持っているだろうと，確信を抱きがちです．それゆえ，自分と反対の意見や，思いもしない考えが出てくると，驚きとともに腹を立ててしまいます．それは，「同じ人間なんだからだいたい同じ」という誤った思い込みから来ているのです．人間に庭木の枝を折られれば腹が立ちますが，宇宙人に折られたのならば，腹も立たないというものです．限りなく広い"違い"をスタートラインにしましょう．

3　意見は必ず何かしらの価値観に基づく

　意見は必ず何かしらの価値観に基づいています．言い方を変えると，**その人なりの価値観というフィルターを通さずに意見を言うことは不可能です．**人だけではありません．宇宙人もそうだし，実は犬だって猫だってそうなのです．このことは，もはや自明であるかもしれませんが，

第4章 価値観コミュニケーション

それゆえ私たちが忘れがちなことでもあります．この本は，意思決定やコミュニケーションについての「基礎づけ」を目指しているものでもありますので，「意見は必ず何かしらの価値観に基づく」ということについても哲学を使って根本まで考えておくことにしましょう．

 「価値観」について考える

　たとえば，今，みなさんの目の前に1杯の水が出されたとします．それをどう思いますか？

　昨今は水を買うことへの抵抗も減ってきたように思われますが，多くの日本人にとって，水はそこかしこにある蛇口をひねれば簡単に手に入るものであって，たいして価値を感じるものではないでしょう．しかし，もしみなさんの中に浄水器の開発者がいたとしたら，この水は浄水器を使っているか，味はどうか，などということが気になっているかもしれません．また，今，あなたが二日酔いの状態であったとしたら，普段よりは少々有難いものになるでしょうか．これが砂漠の中の一軒家であったらどうでしょうか．みなさんは2日間，何も口にすることができず歩き続けて，やっとのことでこの一軒の家にたどり着きました．そこで出された1杯の水の価値といったら，何ものにも替え難いと思うことでしょう．

　このように，**1杯の水の価値や意味は，みなさんが今どういう状況にあって，何に関心を持っていてなどということによって変わってしまう**ものですよね．

　もうひとつ例を出しましょう．私が中学生の頃のことです．中学校は自宅から4kmくらいのところにあり，徒歩で通学していました．学校帰りに歩道に蹴りやすそうな石を見つけ，それをずーっと蹴りながら歩いていきました（サッカー部でしたしね）．途中には，横断歩道や，両脇が田んぼになっている細い道，所々で口を開けている側溝など，障害物がたくさんありました．その障害をすべて乗り越え，無事に4km先の自宅までたどり着きました．その石，元々はただの石ですが，どうにも捨てる気にならず，しばらく机に飾っておきました．そこで蹴り出さなけ

れば，一生手にすることのなかったただの石が，私の関心が向くことによって価値を持ったということです．

このように**あらゆる物事が，少なくとも人間の関心や欲望などによって，刻々とその意味や価値を変えていっているのです**．

哲学者の言葉　人はみな色違いのサングラスをかけている？

西條剛央は主著『構造構成主義とは何か』[1]の中で「すべての存在（対象〔事物〕）は主体の志向性と相関して立ち現れる」という哲学原理を提唱しました．これを「志向相関性」と言います．これが示すところはつまり，私たちが見ているモノや，思い浮かべているコトなどのすべてのモノやコトはそれをしている者（もしくは物）の関心や欲望，価値の置き方（志向性）によって変わってくるということです．もう少しわかりやすく主体を人間に限定すれば，同じ物を見たり聞いたりしても，その解釈や捉え方は，その人のモノの見方の癖や，考え方の特徴に応じて違ってくるといえるでしょう．

私たちは見えない自分だけの“フィルター”を通して物事を捉えているのです．たとえば，一瞥して緑色に見えるリンゴがあったとしたら，多くの人は「緑色のリンゴ」もしくは「青りんご」と指摘するでしょう．しかし，気づかないうちに自分が青いサングラスをかけていたとしたらどうでしょうか？　元々は黄色いリンゴであったということになります（ただ，この“元々”というものには到達できないのでしたね）．このサングラスにあたるのが志向性です．私たちは決して取り外すことのできない，それぞれ特有のサングラスをかけて物事を捉えているけれども，普段はそれに気づいていないというわけです．

志向相関性というのは，受け取り方（志向性）の違いによって，物事（の存在・意味・価値）は変わる，という世界への向き合い方を言いあてている原理なのです．

第4章 価値観コミュニケーション

　誰かと共有しようとしているみなさんの意見も，その相手の意見も，「物事」に違いありませんから，この原理から逃れることはできません．価値観コミュニケーションにおいては，ある意見が基づいている関心や欲望をわかりやすく「価値観」ということにしました．

　ここで，価値観という言葉も定義しておけなければならないでしょう．医療者は，そもそも価値観の違いを強く意識しなければいけない現場にいます．それは，医療が人間を対象にしているからです．

　工業製品を扱っている工場であれば，そりゃあ，上司と部下の間の確執（信念対立）は免れないでしょうが，作っている製品は画一的であり（むしろ画一的であることを目指している），製品自体の"価値観の違い"を気にする必要はありません．

　一方，医療が扱うのは言うまでもなく人間です．医療者は人間の価値観自体を取り扱う職業なのです．たとえば，「病院にいるのが安心だ」という人がいる一方で，「入院なんて絶対嫌だ」という人もいます．同じ病院という仕組みに対しての価値の置き方が人によって違うからです．「食べられなくなったら死ぬというのが人間の自然な姿，人工的な栄養は要りません」という考え方の人がいる一方で，「栄養は大事なものだ．だから食べられなくなったら点滴でも胃ろうからの栄養でもぜひしてもらいたい」という人もいます．栄養ということに関する考え方や信条がまったく違うからです．「家族に言葉を遺しておくって大事よね．エンディングノートってどんなものか興味があるわ」という人がいる一方で，「エンディングノート？　人間死んだらそれまでって思ってるから，葬式すらしなくていいって家族に言ってるの」と考える人もいます．何に関心を寄せるかも，人それぞれだからです．「音楽を聴いていると気持ちがスーッとするのよね．また音楽療法お願いね」という人がいる一方で，「私，昔から静かなところが好きなの．音楽なんて鳴らさないでちょうだい」という人もいます．何を美しい，よいと思うか（審美性）は人それぞれだからです．

　価値観コミュニケーションでは，これら価値の置き方，考え方，信条，関心，審美性などを総称して『価値観』ということにしています．

3 意見は必ず何かしらの価値観に基づく

 価値観の違いの具体例

　話を具体的にしていくために，本章の冒頭のエピソードに戻ることにします．褥瘡のある斎藤さんの今後の療養について，関係者で話し合いが持たれ，さまざまな意見が出されたのでしたね．

> **家族**　本人は帰りたいと言っているようですね．できればそうしてあげたいのですが，わが家は共働きでして，とても自宅では看切れません．

　この意見は，**家族の"介護には人手がかかるものだ"という価値観（固定観念）から成り立っている**ものだと考えられます．

> **主治医**　そうですね，今は点滴もしてますし．できれば酸素もしてたほうがいいからなあ．これを自宅で続けるというのは実際大変じゃないかな．

　この背景には，**一旦やり始めた医療の量や質を変えることへの恐怖という医師特有の価値観**が隠れていそうです．

> **内科の科長**　あまり入院期間が長引くようなら，自宅退院か転院を検討するように．

　科長や師長などは，良くも悪くも客観的，包括的に現場を見ていますので，**医療資源を平等に分配すること（配分的正義）に関心が向きがちです**．その価値観があれば，このような意見が出てくることはむしろ当然と言えます．

99

> **病棟の看護師** 本人が帰りたいと言っているのだから，なんとかして帰してあげるべきなのではないでしょうか．

本人に寄り添いたい，もしくはそうあるべきという価値観を教わってきた看護師としては，それこそが正義です．ただし，自律の尊重＝本人の言ったようにする，でないことは，第3章で考えてきたとおりです．

> **皮膚・排泄ケア認定看護師** 現在の褥瘡の状態から考えると，毎日処置する必要があります．自宅に帰ってからでも外来に通うか，訪問看護を入れるかして，できれば毎日したいところですね．

専門性を持つということは，ある特定の価値観の偏りを持つということでもあります．これは医師にも言えることですが，**専門性を高めれば高めるほど，医療や医学という狭い領域の中の，さらに狭い分野における価値に拘泥していく傾向を知っておかなければなりません**．褥瘡は毎日処置したほうがいいというのは，その分野においては明確なエビデンスかもしれませんが，**現在の斎藤さんにとってそのエビデンスがどれくらいの重要性を持つかということはまた別の問題です**．

　家族，主治医，科長，病棟看護師，皮膚・排泄ケア認定看護師，5者5様の意見であるばかりではなく，その意見が基づく価値観はまったく違いましたね．表面の意見だけ言い合っているうちは，解決の糸口が見えてきません．でも，お互いがお互いの価値観を知って，相手がなぜそういう意見を言っているのかに納得することができたら……．少しはよいコミュニケーションになりそうな気がしませんか？ そうです，それが価値観コミュニケーションなのです．

　価値観コミュニケーションは，西條剛央の構造構成主義[1]，京極　真の信念対立解明アプローチ[2, 3]などを継承しつつ，人間理解と自己覚知に基づいたうえで，関係性をより重視していくコミュニケーションの理

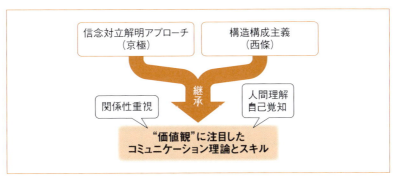

図2　価値観コミュニケーションの理論とスキルの統合

論です（図2）．これで興味を持たれた方は，前記の文献に示した構造構成主義や，信念対立解明アプローチ関係の書籍にあたってみるのもよいと思います．

4　価値観レベルでの話し合い＝価値観コミュニケーション

まずは"アイスブレイキング"

　本項では，実際にどのように価値観コミュニケーションを行っていくのか，ワークを通して体感してもらうことにします．ここで，通常，読者にすることのない提案をしたいと思っています．今，この本は一人で読んでいますよね？　ええと，ちょっと言いづらいのですが，誰でもいいので隣りにあなた以外の人を一人連れてきてください！

　え？　すぐには無理だって？　まあ，そうでしょうね．では，差しあたりこのまま読み進めていただいて結構ですが，読み終えた後，もしよければ，どなたかとワークをしてみてください．そのほうが，書いてあることが身に付きやすいと思いますので．

第4章 価値観コミュニケーション

---

① あなたの好きな食べ物をひとつ，メモ用紙に書いてください．ペアでワークをしてくれている方は，まだ，お互いに見せないようにしましょう．

② じゃんけんをして順番を決めます．最終的に二人とも同じワークをしますので，これはただの順番です．

③ ワークの本体です．好きな食べ物について相手にインタビューをします．さきほどのじゃんけんで買ったほうが先にインタビュアーになることにしましょう．

④ インタビュアーはインタビュイーに次のような質問を投げかけてください．
「いつ頃から，その食べ物が好きなんですか？」
「どうして，その食べ物が好きなんですか？」
「その食べ物のどんなところが好きなんですか？」
「その食べ物は誰と食べることが多いですか？」
「その食べ物について印象的なエピソードを教えてください」

⑤ 2分ほどインタビューをしたら，攻守交代，インタビュアーとインタビュイーを入れ替えてください．

⑥ お互いのインタビューが終わったら，答え合わせです．予想を言ったあと，答えを見せ合いましょう．

⑦ 正解者には拍手を！

図3　価値観コミュニケーションのためのワークの"アイスブレイキング"例

　　　ワークショップを始めるときには，必ずアイスブレイキングを行います．これは，言葉どおり「氷を溶かす」ということで，開始時の緊張をほぐして，ワークの効果を最大限にするために行うものです．価値観コミュニケーションのワークショップを行うときに私が必ず行っているアイスブレイキングのネタがあります．名づけて「マイストーリー」．こんなものです（図3）．

　　　これするだけで，隣りの人との距離が縮まって，その後のワークのやりやすさは格段に違ってきます．お気づきの方がいるかもしれませんが，実はこのアイスブレイキングの時点で，既に価値観コミュニケーションを行っています．好きな食べ物に関してではありますが，相手と，そして自分の価値観を開示して話し合ったということになるわけですから．

4　価値観レベルでの話し合い＝価値観コミュニケーション

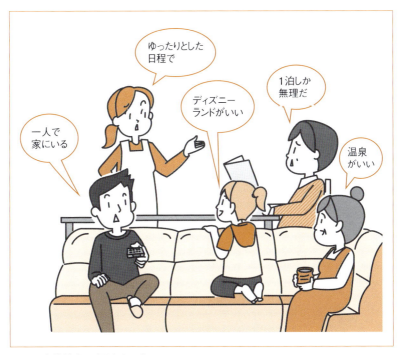

図4　家族旅行に行けるのか…

 家族旅行の例で考える

　さて，アイスブレイキングも終わったところで，早速，価値観コミュニケーションのワーク本編に入っていくことにします．第3章の冒頭で，車を新調する家族の例をお示ししました．今度はその家族が旅行に行く計画を立てるべく話し合いをすることになりました．家族構成を覚えていますか？　あなたと配偶者（主婦または主夫），高校生の息子と小学生の娘，配偶者の母（姑）でしたね．この家族のやりとりを縦糸として，ワークを進めることにします（図4）．

　この家族が話し合ったら，きっとこんな意見が出ることでしょう．

103

第4章 価値観コミュニケーション

表1　価値観コミュニケーションの話し合いの順序
1) 共通の大きな(メタな)目的・目標を掲げる
2) 自分の価値観を俯瞰する
3) お互い価値観を開示する
4) 全力で相手を認める
5) 納得感を指標にして話し合う

> **あなた**　今，かなり仕事が忙しいんだ．旅行っていったって，せいぜい土日の1泊しか無理だ．
> **配偶者**　せっかく家族全員で行こうって言ってるのだから，ゆったりとした日程で行きましょうよ．
> **息子**　家族で一緒の旅行なんて嫌だね．俺，一人で家にいるわ．
> **娘**　わたし，ディズニーランドがいい！
> **姑さん**　そりゃあ，私は温泉がいいわよ．

　さあ，どうしましょう．まとまる気がしません．この家族の危機を価値観コミュニケーションで救うことにしましょう．
　価値観コミュニケーションの話し合いは**表1**に示すような順番で進められます．以下，この順序に沿って解説します．

共通の大きな(メタな)目的・目標を掲げる

この項を読む前に，次のワークをしてみてください．

> Q：これまでの人生で，「無理に決める必要なかったな(黙ってても自然の成り行きでそうなったな)」とか，「もう少し待ってからの決定でよかったな」などと思ったエピソードを書いてみましょう．

このワークをしてもらった理由は，すぐ後(p106)に出てきます．

● 目的を絞った場合の問題点

話し合いには，目的や目標があります．目的のない話し合いは"おしゃべり"と言いますが，それすら，楽しみとか交流という目的があると言っていいかもしれません．意思決定の場合は，何かを決めなきゃいけなくて話し合いをするのですから，当然，決めることを目指していくことになります．ここで，提案したいのは，話し合いの目的を，一旦大きく，本質的なもの，もっと言えばメタなものにするということです．なぜなら，**小さな目的を掲げた時点で，既に誰かの価値観が強く入り込んでいる事態が起きている**からです．

件の家族であれば，たとえば「どの温泉旅館に行くか決めようよ」としたのであれば，その時点で温泉に行きたい姑の価値観が強く反映された目的設定となってしまっています．「どこでもいいから1泊2日の旅行を計画しよう」となれば，一見目的設定が広がったように見えますが，1泊2日しか無理だというあなたの価値観が強く入り込んでいます．ここ，かなり注意しないといけないところです．フェアな場を創ろうと選択肢を広げようとするのですが，**結果，自分に都合のいい部分は決めてしまって，自分の関心が低い部分の選択肢を広げたに過ぎない**ということがあります．とりわけ，**話し合いを持ちかけた側が陥りやすい罠です．**関心の向け方は人によって違うわけですからね．

どの場所に行くかに関心があった娘と姑にとっては，フェアな話し合いになったかもしれません．しかし，どこに行くのか，ではなく，旅行の長さに関心のあった配偶者にとっては，アンフェアな話し合いです．さらに，旅行に行きたくない息子にとっては，既に旅行に行くことが決まっているわけで，自分のことを考えてくれていないと感じることでしょう．

● 大きな目的にする意味

話し合いに際して，決定の「選択肢を広げる」というよりは（まあ，それはそれでやったほうがいいですが），「そもそもどうして話し合うんだっけ？」と問うてみてほしいと私は思っています．なぜ，今，話し合わなければならなかったのか，**そもそも何のために話し合うのか**，とい

うことを考えてみるのです.この問い方の利点は,「話し合わない」または「"今は"話し合わない」という選択が残されることです.

　現代人は日頃から"決める"ことに追われています.しかも,なるべく早く,そして速く決めることが要求されます.しかし,その決定の中には,無理に決めなくてもよかった,もしくは,決めるのはもう少し先でもよかったということもあるはずなのです(それを思い出してもらうために冒頭でワークをしてもらいました).「早く,速く,決めなきゃいけない」という**現代のある種の強迫観念から逃れるためにも,「そもそもどうして話し合うんだっけ？」「話し合いの目的はなんだったけ？」という問いがとても重要なのです**.

　だから,話し合いを始めるときに,ステークホルダーの誰もが否定できない,メタな目的をたてます.本章のはじめに出てきた斎藤さんをたとえに出せば,現状は斎藤さんが「自宅に帰るか帰らないか(というよりも,帰すか帰さないか)」という最末端の目的に焦点があたっていました.そこで,"そもそも"と問うてみましょう.そもそもどうしてこの話し合いをすることになったのか,それは,他ならぬ「斎藤さん」にとって(患者さん一般ではなく),何がよいことなのか,そのために医療者が何をできるのか,を考えるのが目的のはずです.そう考えたとき,場合によっては"今"決めずに,しばらく経過をみようという決定があったっていいわけです.

　さて,例の家族であればどうでしょう.家族が絆を深めたり,それぞれの休息になったり,すなわち家族が幸せになるためにはどんな旅行がいいか,もしくは旅行をしないほうがいいのか,が話し合いの目的になるのでしょう.

自分の価値観を俯瞰する

●「価値観」を考えるために

　次は,自分の価値観を俯瞰するというフェーズです.価値観コミュニケーションは価値観に焦点をあてたコミュニケーションですから,自他の価値観を考えることがキモです.と,口で言うのはたやすいのですが,

4 価値観レベルでの話し合い＝価値観コミュニケーション

これがなかなかに大変なことなのです．だって，「では，あなたの価値観は？」と言われて，「はい，私の価値観はこれこれこうです」と言える人はそうそういません．逆に簡単にそう言える人ほど，自分の価値観を誤解していそうでもあります．

さて，この「あなたの価値観はなんですか？」という問い方には実は無理がありました．価値観は，ある物事に対して，その人がどのように価値を置くか，どう考えるか，どんな信条を持っているか，何に関心を持つかでしたから，**常に「〜に対して」という接頭語が付きます．何かに対してではない単独の「価値観」は存在しません．**話し合いであれば，自分が言った，または考えている意見に"対しての"価値観を考えるということになります．それでも，自分の価値観を知ることは厄介なことです．ある意味，無意識に基づいている自分の内面を覗くような作業になりますからね．でも，それでもよい話し合いをするためには，しないといけない作業です．

では，ここでワークをしてみましょう．自分の価値観を俯瞰するトレーニングです（このネタは信念対立解明アプローチの京極さんに教わったものです）．

　世の中で絶対的な価値があるなと思っていることを一言，もしくは短文で書いてみてください．
　※「絶対的な価値なんて存在しない」と思われる方は，"かなり"価値のあるものと言い換えて考えてみてください．

　次に，それを絶対的な価値があると思った理由，そう思うようになったきっかけ，その考えに影響しているあなたの現状（職場の環境とか，人生のフェーズとか）を書いてみてください．

いかがでしょう．書けましたか？　なかなか難しいですよね．これは，価値観コミュニケーション全般に言えることですが，価値観を俯瞰したり，それに基づいて話し合うことを上手にできるようになるには，ある

107

第4章　価値観コミュニケーション

種の慣れ，経験が必要です．ですから，最初はうまくできなくても大丈夫です．価値観コミュニケーションを繰り返し行っていくことで，自身が徐々に成長していくというのが，むしろ価値観コミュニケーションの醍醐味ですから．

● 私（著者）の例で考えると

　たとえば，私は価値があると思っているものを「信頼関係」としました．それは，多様性の世の中，1つの正解は目指せないのは既に明らかですが，意見の違う人とでも，その人との信頼関係は目指せると考えているからです．そう思うようになったのは，きっと，というよりまず間違いなく，臨床における患者さんとのコミュニケーションについて深く考えるようになったからです．

　ここ10年ほどずっと考えていますので，そう思うようになったのは，だいたい10年くらい前くらいからなのでしょう．現状，患者さんとのコミュニケーションは続いていますし，また，信頼関係があることで，コミュニケーションがうまくいったり，逆に信頼関係がないと，どんなコミュニケーションスキルを使ってもうまくいかなかったりという経験を重ねていますので，確信の程度が日々強くなっているのだと思います．

　自分の価値観を俯瞰するのはとても難しいことです．ひとつのコツとしては，ワークでやったように，そう考えている"きっかけ"を考えてみることです．ある人からみた物事の意味や価値を裏打ちするモノの見方の癖が価値観でした．しかし，その価値観も固定されたものではなく，移ろいゆくものです．たとえば，私はスイカが大の苦手なのですが，小さい頃は大好きで食べまくっていたそうです．しかし，急に食べられなくなりました．どうも，食べ過ぎてお腹を壊したことがあったらしいです．ここにおいて，私のスイカに対する価値観は変化しています．スイカ自体が変化しているわけではないでしょう（品種改良とかで少しは変わっているかもしれませんが）．私のスイカに対する向き合い方＝価値観が変わったということです．この「食べ過ぎてお腹を壊した」というきっかけを思い出すことができれば，自分の価値観もわかりやすいというものです．

●「きっかけ」から価値観を考える

価値観は，通常意識されていません（それを意識しながら話そうというのが価値観コミュニケーション）．いざ意識しようとしても難しいものです．**自分の考え方の癖や傾向といった，長年の生活で培われてきたものを意識するには，相応の自己洞察を必要とします．そういうときに，きっかけを考えてみることが有用です．**

ある価値観を持つには必ずきっかけがあるはずです．**「自分はいつからそう考えるようになったのか」と，価値観の始まりを探ってみると，自分の価値観がなんなのか明らかになってきます．**そのきっかけは学会で聞いたインパクトの大きい学説かもしれないし，心が揺るがされる映画を見てからかもしれない．はたまた，子どもの頃に起きた素敵なエピソード（小さい頃にお医者さんに助けてもらったから，小児科を目指したとか）かもしれません．

「そんな特別なきっかけないよ」という人もたくさんいると思います．おそらくそのほうが多数派でしょう．そんなときには，自分の現状，および周りの環境を考えてみてください．環境は人間に大きな影響を与えます．同じメンバーのまま長年働いていれば，否応なく，（お互いにですが）あなたの価値観はその集団に影響されています．同一職種集団内では，さらに特定の価値観が生み出されて強化されていく現象が起こります．○○学会，○○協会に属しているということは，自身の偏りであると考えているほうがよいです（学会に入るなとか，行くなと言っているのではありませんよ．何事も俯瞰して見ておけということです）．

これは，日々のやりとりひとつひとつが小さなきっかけとなっていると考えることができるでしょう．似た者夫婦という言葉がありますが，長年連れ添えばやはり考え方が似てきます．それは小さなきっかけの積み重ねのなせる業なのです．いずれにしても，きっかけとなっているであろう自分の置かれた状況や周囲の環境を考えることで，自分の価値観が見えてくることがあるのです．**それが本当にきっかけだったのかを突き詰めるのが重要なのではなく，きっかけを考えてみることで自分の隠された価値観が見えてくることが大切なのだと私は考えています．**

109

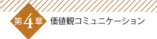

●例の家族の価値観を分析してみる

さて，例の家族も自分の価値観を考えてみたようですよ．

> あなた　今，かなり仕事が忙しいんだ．旅行っていったって，せいぜい土日の1泊しか無理だ．

これは「**家族のためにも仕事が優先**」という**価値観**に裏打ちされていそうです．

> 配偶者　せっかく家族全員で行こうって言ってるのだから，ゆったりとした日程で行きましょうよ．

この意見には「**家族の幸せのためには一緒の時間が大切**」という**価値観**が関係していそうです．

> 息子　家族で一緒の旅行なんて嫌だね．俺，一人で家にいるわ．

「**思春期なりの葛藤**」が**志向性**（ここはあえてこの言葉を使いました，p97のコラム参照）**となっていそうですね．

> 娘　わたし，ディズニーランドがいい！

まだ「**自分の言いたいことそのまま言う**」癖があるのでしょう．それで端的に主張したのです．

> 姑さん　そりゃあ，私は温泉がいいわよ．

この背景には，当然温泉好きという価値観がありそうですが，**その価値観はこれまでの旅行が温泉ばかりだったという環境がきっかけとなって固定化したもの（→固定観念）**だと考えられます．

お互いの価値観を開示する（自己開示）

さあ，価値観コミュニケーションも佳境に入ってまいりました．前項では意見の背景にある自分の価値観を俯瞰することに成功しました（よね？）．この段階ではまだ，話し合いになっていません．相手と言葉を交わさなければ話し合いではありませんので．だからここからが本番です．

● **自分の価値観を伝える**

次にすべきことは，（お互いに）相手に価値観を伝えることです．正確に言えば，価値観を伝えつつ意見を言うことになります．「私はこれこれこういう価値観なのでこういう意見である」と伝えるということです．自己開示と言ってもいいかもしれません．ここでもワークを先行させましょう（図5）．自分の価値観を伝えるトレーニングです．

- （p107で）絶対的な価値があるなと思っていることをあげてもらいました．また，そう思う理由，そう思うようになったきっかけ，その考えに影響しているあなたの現状（職場の環境とか，人生のフェーズとか）についても書いてもらいました．それを，隣の人に伝えてみてください．
- 「私は○○が価値があると思うが，それはこれこれこういう理由で，そう思うようになったのは，たぶんこれこれの時期からで，きっと今の私のこれこれこういう現状が影響している」
  というようにです．
- 今度は，聞いている隣の人にもタスクがあります．聞いていて，なぜこの人がそれに価値を置いているのかが，どうにもわからないと思ったら，「それはどんな理由から？」とか，「いつ頃からそんなふうに思うようになったの？」，「あなたの今の状況はどう影響しているんだろうね」などと投げかけて，価値観を深堀りしてみてください．
- さらにもうひとつ，キラークエスチョンがあります．「他の人だったらどう考えると思う？」と聞いてみるのです．自分とは別の人ならどう考えるか，つまり，自分では価値があると思っているけど，他の人ならそう思わないかもしれないと想像させることで，他ならぬ「私」らしさを顕在化させることができます．
  それが終わったら，今度はアイスブレイキングのときのように攻守を交替しましょう．コミュニケーションは常に双方向ですから，聞かれる側，質問する側の両方を経験しておくのがよいです．

図5　自分の価値観を伝えるためのワークシート例

第4章 価値観コミュニケーション

　相手の言葉を聞いていかがだったでしょうか．ひょっとすると価値が
あるとしたものが同じだったというペアもあるかもしれませんね（たとえ
ば「愛」とか「やりがい」とか，場合によっては「お金！」とか）．しかし，そ
れに対する価値観，そう思う理由とか，そう思うようになったきっかけと
か，現在の状況がまったく同じだという人はいないはずです．これこそ
が「価値観は人それぞれである」という言葉の証左です．表面上の意見は
同じかもしれない，しかし，それを裏打ちしている価値観はその人固有
のもの，だから，価値観のレベルで話す必要がある，そういうことです．

● 例の家族の伝え合い

　例の家族も，価値観を伝えあいました．

> **あなた**　今，仕事に穴を開けたら，降格にならないかと心配だったん
> だ．だから，最小限の日程がいいと言ったんだ．家族を思ってのこ
> となんだ．

と理由を述べました．

> **配偶者**　家族の絆を強めるためには，なるべく一緒にいる時間が多い
> ほうがいいといつも思っていたの．だから，どうせなら長めの日程
> で行ったらどうかと提案したの．

と説明しました．

> **息子**　家族のことが嫌だとかそういうんじゃない．でも，一緒に旅行
> とか恥ずかしいんだ．旅行自体が嫌なわけでもない．

と胸の内を明かしてくれました．

> **娘**　行きたいところは？って聞かれたから，自分の行きたいディズニー
> ランドって言ったの．みんなで行ったら私はどこでも楽しいと思う．

112

と正直に言いました.

> **姑さん** 昔から旅行と言えば温泉という頭しかないから.今まで行ったことのないところに行くというのも悪くないかもしれないわね.

と既存の考えを変える準備もあることを伝えました.

●価値観を示し合って得られるもの

　実は,価値観を開示し合えたのであれば,後は放っておいても,よいコミュニケーションになっていきます.この時点で価値観コミュニケーションは8割方終わっているといってよいかもしれません.みなさんは,価値観を開示しながら話し合ってどう感じられたでしょうか.よく知らなかった相手との距離が少し縮まったように感じませんでしたか？　よく知っている間柄であっても,自分の知らない側面がわかって,より親密さが増した感覚になったのではないでしょうか.その感覚が,価値観コミュニケーションから得られる一番大切なものです.

　価値観を開示するということは,自分がどんな人間であるかを開示することです.そもそも意見や要求は,どんな人が,どんな意図で,どんな考えで話しているかがわかってはじめて信用できるものです.いくらよさそうな商品であっても,突然訪ねてきた見ず知らずの人から買うことは少ないでしょう.私たちはその商品がどんな店で売っているのか,誰が勧めているものなのか,そしてその人はどんな人なのかを無意識に査定して買い物をしています.同じように,相手から言われた言葉も,その言葉自体よりも,それを言った人がどんな人なのかが,聞いてみる価値があると判断するのに重要な要素なのです.だから,価値観を開示するコミュニケーションは,信頼関係を築くためのコミュニケーションと言っても過言ではありません.

●意見が一致したら要注意！

　ひとつだけ留意点を書いておきます.意見がたまたま一致したときのことです.たとえば,病院にいるか／自宅療養かという二者選択をするとしたら,意見が一致する確率は高くなります.しかし,既に述べたよ

うに，表面上の意見が同じであったとしても，それを裏打ちしている価値観はその人固有のもので，到底一致することはありません．人間は，意見が食い違えば，それをなんとかするために，話し合おうとします．しかし，**たまたま意見が一致してしまうと，そのプロセスを飛ばしてしまう悪い癖があるのです．**

　これは医療現場でもよく見かけます．最近は，病院もスピードが求められるようになっています．在院日数を気にしなければいけないという事情もありますし，患者さんの予後が限られていれば，なおさら速く対応しようとします．今後の療養を話し合った際，患者さんから「そりゃあ，自宅に帰りたいですよね」という言葉が出るやいなや，「そら来た！」と言わんばかりに，次の瞬間にはソーシャルワーカーが呼ばれ，具体的な療養の調整が着々と進んでいきます．医療者と患者さんの意見が一致したからです．しかし，ここで十分にお互いの価値観を知り合っておかないと，後々齟齬が生じて，「こんなはずじゃなかった」と退院翌日に患者さんが戻ってきたりします．

　みなさんにも初めは意見が一致していた人と，時間が経つにつれ，どんどん溝が深まっていった経験は一度くらいはあるでしょう．意見が一致したときこそ，価値観を開示しながら話し合わないといけないのです．

 全力で相手を認める

　相手が価値観を開示して話をしてくれたのであれば，それを認めます．ここで言う「認める」は，賛成したり迎合したりすることではありません．また，意見そのものを認めるということでもありません．「こういう価値観の人だったら，こんなふうに考えても無理はないなあ（私の考えとは違うけど）」，「こういう考え方をする人が世の中にいても不思議ではないよな（私はそう考えないけど）」，「これまでこんな経緯をたどってきた人であれば，こう思うのは頷ける（私は別の経緯をたどってきたけど）」といった具合に，開示された価値観と意見のつながりをロジックとして認める．そして「（私とは違う意見だけど）こう言っているこの人のことは認めよう」と，意見への賛成をする代わりに，相手を人

間として認める，自分とは違う他者として認めることをします．それが，ここで言うところの「全力で相手を認める」なのです．

フランスの哲学者エマニュエル・レヴィナス（1906～1995）は こう言います：「私の応答によってはじめて，＜他者＞の真理が生起する」[4]．つまり，他者は別の他者からの応答によってはじめて存在できるというような意味です．

少々大げさだと思われる人は，次のことをイメージしてみてください．今，この瞬間からあなたを人間として認める人がいなくなります．話しかけても誰も応答してくれない．傍に近づいてきたとしても，まるで障害物をよけるように避けられる．こちらから触れたとしても，まるで埃でも払うようにあしらわれてしまう．さあ，いかがでしょう．私はこの世に存在している，と自信を持って言えるでしょうか．なかなか自信を持っては言えないのではないでしょうか．

哲学者の言葉　言葉を交わす意味

レヴィナスの哲学のメインテーマのひとつに「他者論」があります．「ことばの本質とは＜他者＞との関係である」とレヴィナスは言います．私たちが「絶対的に他なるもの」（まるで地球人と宇宙人の関係のような）である＜他者＞とわかり合うために，言葉があると言っているのです．

私たちがお互いに，何も言わなくても，お互いをよくわかっているのであれば，そもそも言葉は必要ありません．ごく基本的なことですら言葉を交わさなければ相手には伝わらず，また言葉にしたとしても，それがきちんと理解されたかもわからない．

その断絶がまた，他者が「絶対的に他なるもの」であることを証明しています．「絶対的に他なるもの」である相手を，簡単にわかったようなつもりになってはいけません．また，最終的に人間は完全にわかり合えないのかもしれません．しかし，だからこそ，少しずつでもわかり合うために，話し合いを重ねて互いに知り合っていくことが人間の本質的な営みなのであり，そのために言葉があると言えるのではないでしょうか．

第4章 価値観コミュニケーション

　最悪のいじめが「無視」であるように，存在否定は，最も忌むべき行為であると私は思います．私たちは，お互いに存在を認め合い，その存在を在るものとしている運命共同体のようなものなのです．だから，意見に賛成する／反対するの前に，まずはその人自体を認める，その人の価値観を認めることが大切なのです．

　世の中にはさまざまな価値観を持つ人がいます．中には自分が遭遇したことのないような価値観を持つ人もいて驚かされます(隣りの人は宇宙人かもしれないですからね)．私たちは通常，自分や自分に近い価値観に安住しています(図6)．しかし，世の中には私たちの想像の範囲を超えた考えや価値観の人がいる．価値観コミュニケーションを行っていくことで，私たちは認められる価値観の幅を広げていくことができるのではないでしょうか(図7)．今一度書いておきます．

　　相手が価値観を開示して話をしてくれたのであれば，それを全力で認める．その人の存在自体を認める．

納得感を指標にして話し合う

●「納得感」についてのおさらい

　第3章で論じたように，現象学的に考えると，現実世界の存在すら，私たちは確かめ合っている，単なる確信であると考えるしかありませんでした(p73参照)．今から行おうとしている話し合いの結果なら，なおさら，「客観的に外部にある正解」など目指せるはずもないわけです．代わりに私たちができることとして，話し合った後に，「これで正解だったよね」という確信の程度を上げることだと結論づけました．そして，確信の程度を上げるために，話し合いの最中，その時々の瞬間々々において，どういう話し合いであれば，納得感が上がっていくかを考える，つまり納得感が話し合いの指標であることも確認しました．

　第3章では話し合いのどんなところを意識すればよいのかも考えたのでしたね．具体的には第3章に戻っていただくこととして，ここでは，追加で論じておかなければいけないことを書くことにします．

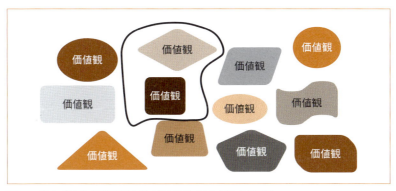

図6 さまざまな価値観（自分が認めるのは少数の段階）

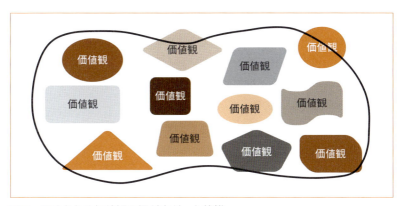

図7 認められる価値観の幅が広がった状態

● **決め方は何が適切か**

　まずは，決め方についてです．ここまでは，主に話し合い，コミュニケーションといった言葉を使ってきましたので，結論の出し方，決定のやり方も，合意形成とか，話し合いによる解決みたいな様相が強かったと思います．しかし，世の中には他の決め方もあります．じゃんけん，くじ引き，多数決，パターナリズム，君主制（王様が決める）などなど．最近ではAIに決めてもらうというのもあるかもしれません．これのどれがよくて，どれが悪いということではありません．

価値観コミュニケーションにおいては，その場，そのときのステークホルダーの間で，一番納得感の高い決め方を選ぶことを推奨しています．答えを選ぶ前に，その決め方を選ぶということですね．ひとつ残ったハンバーグを誰が食べるかということを，いちいち深い対話を通して決めようという人はあまりいないでしょう．じゃんけんなりくじ引きでいいわけです．正確には，**その場の決め方としてじゃんけんの納得感が高い**ということです．

注意点としては，どの決め方がいいと思うかにも価値観が関わってきますので，価値観レベルで相手を知ることは必須です．人生の最終段階において自分に行われる医療について，くじ引きで決めると言ったら，そんな適当な！と通常思うでしょうが，「そのとき，どうせ俺は意識ないんだろ？　その後のことは，自分のこととはいえ，俺は興味ないわ．だからくじ引きでもなんでもいいんだ」という価値観の人がいてもおかしくありませんからね．

● **例の家族のその後**

ここで，例の家族がその後どうなったかを見てみましょう．価値観を開示しながら話し合っているうちに，それぞれの意見も変化してきているようですよ．

> **あなた**　家庭が安定してこそいい仕事ができるわけだから，家族との時間を積極的に作るのも確かに大事なことだよな．
>
> **配偶者**　家族の絆を深めるために旅行に行こうといっているのに，それが家族の言い争いになっては本末転倒．全体のバランスを考えたいわ．
>
> **息子**　家族全員で行くのが大事なのはわかった．場所はどこでもいいから，できればあまり一緒の行動しないようにしてくれると助かる．
>
> **娘**　私もどこでもいい．家族みんなで行ったらどこでも楽しいと思う．
>
> **姑さん**　そうね，家族みんなで行くことが大切よね．私も別に温泉じゃなくてもいいのよ．行き先は，かわいい孫に従うわ．

価値観を開示し合いながら，話し合ったことで，何が大事で何がそんなに大事ではないのか，はっきりしてきたようですね．それぞれが主張する「行き先」が大事なのではなく，どのように家族が一緒にいるか，そこを重視するのが家族全体にとって納得感が高い結論だと感じたようです．お姑さんの決め方，"かわいい孫に従う"というのも特徴的です．**必ずしも，自分の意見を通すことがよいことではなく，誰かに従うことが納得感が大きいこともあるのです**．

● **決めるプロセスが重要**

価値観コミュニケーションの指標は「納得感」です．だから，話し合いの終わりは，ステークホルダーの面々が十分に納得したときです．決定，結果，結論も何かひとつの方向性が推奨されているわけではありません．ただ，決定，結果，結論は，次のうちどれかになるでしょう．

① 誰かの意見そのもの
② 誰かの意見により近いもの
③ 折衷案・中間案
④ まったく新しい結論

先ほどのお姑さんのように，他の誰かの意見そのものが納得度が高いという結果があってもいいのです．

日本人の，と言っていいのかはわかりませんが，悪い癖があります．話し始めに意見が食い違うと（価値観を探ることはせずに），忖度しながら，はじめから折衷案や中間案を考えだします．価値観コミュニケーションのプロセスをたどったうえで，まさに"結果として"，折衷案や中間案に落ち着くのは，それはそれで結構です．その話し合いではその結果が納得度が高かったということですから．しかし，はじめから折衷案や中間案を考えだすと，納得感はそっちのけ，どう話そうが，結果は折衷案や中間案にしかなりません．だって，はじめからそれ目指してるんですから．結局，**みんなの意見を調整したのに，全体の納得度がすごく低いというパラドックス**が起こりえます．

はじめから折衷案を目指すことの悪さが，もうひとつあります．実はこちらのほうが大きい問題です．それは，**まったく新しい結論が生み出**

されることを阻害してしまうということです．価値観コミュニケーションのよさは，目指しようのない正解を指標にせず，納得感を指標にすることです．そうすると，ある意味で結果から解放されることになります．自由なよき話し合いを創っていくことができるのです．自由で創造的な場から生まれるのは，固定観念に縛られない，イノベーティブな発想です．自由に発想を広げたゆえに出てきた，新しい結論．これは，はじめから中間案を目指してしまえば，到底出てくることはありません．もったいないことです．

　さて，ずっと経緯を見守ってきた家族がどんな旅行をしたか，その結果は気になりますよね．最後に見ておきましょう．

> 　あなたは，1日だけ有給休暇をもらいました．そして，家族全員で2泊3日の日程で東京ディズニーランド・ディズニーシーに行きました．息子は園内を好きに歩くことにしました．温泉ではないのですが，部屋に広めのお風呂がついているホテルに泊まり，家族仲よく過ごしましたとさ．あ，そういえば，先日新調した車に乗って行きましたよ．

　「おいおい，結局，折衷案じゃないかよ」という声が聞こえてきそうです．ええ，確かにこれは折衷案です．しかし，これまで繰り返し書いてきたように，この結論を出したプロセスが大事なのです．同じ結論でも，意見だけをすり合わせて，誰かが，もしくはステークホルダー全員が妥協したり我慢したりして出したのでは，納得度の低いものになってしまいます．たとえば，この旅行計画を，あなたが一晩寝ずに考えて，翌日家族に提案したとするとどうでしょう．きっと，家族の納得度は低いでしょうね．同じ結論でも，価値観コミュニケーションのプロセスを経たうえで出た結論だからいいのです．

5 価値観コミュニケーションは未来志向のコミュニケーション

コミュニケーションスキルとして身につける

　価値観コミュニケーションについて，その考え方，実際のプロセスについて紹介してきました．読んでいただいたとおり，価値観コミュニケーションは，"ただの"話し合いとは違います．たとえば，困難に感じる事例に遭遇したとき，または，協働する医療者の間で意見の食い違いや，対立が起きたとき，「話し合いをしよう」という声があがることでしょう．話し合う環境があるということ自体は，素晴らしいことです．こうした場面に至って，話し合いすらできない環境は，言いすぎかもしれませんが"終わってます"．

　こうした場面で，「とりあえず話し合おうぜ」とか，「まず冷静になって話そう」，場合によっては"飲みニケーション"で解決しようとする人がいると思います．これを私は「とりあえず話し合おう症候群」と言っていますが，この方法はお勧めできません（仲よくなるために飲みに行くことは否定しません）．理由は，この方法では解決する可能性が低いからです．

　既に見てきたように，お互いが自身の価値観にとどまり，自分が正しいと，半ば無意識に思っているからこそ起きるのが価値観レベルのすれ違いであり，信念対立でした．つまり，冷静に話し合うからこそ陥るのが，この手の対立です（話し合う前に取っ組み合いの喧嘩になっているようなら，それは信念対立にすら至っていません）．ですから，**"ただ"話し合うだけではだめで，価値観のレベルを意識しながら話し合うコミュニケーションスキルが必要になる**のです．

　価値観コミュニケーションは，少なくとも**人間が協働する場面において**（医療はその最たるものですが），**すべての人に必要となるスキル**だと考えています．しかし，「明日からできそうだ」という人もいるかと思い

第4章 価値観コミュニケーション

ますが,「そんなにうまくいかないだろ」と思う人もいるでしょう．ここから先は特に後者の方へのメッセージになるかもしれません．私も，毎回これがうまくいくとは思っていません．だって，相手があることですからね．ステークホルダー全員が価値観コミュニケーションを意識しているなら話は早いですが，そんな場面ばかりではないでしょう．自分の価値観など省みず,「自分こそが正しい」と言ってきかない人とは，ここまで学んだスキルを総動員しても，フェアな話し合いをするのは難しいものです．しかし，そこで消沈しないで欲しいというのが，この章の最後のメッセージです．

　だって，その場の話し合いがうまくいかなかったとしても，多少なりとも，関係性を深めることはできたでしょう．同じステークホルダーでの次の話し合いの際には，その関係性を使って，うまくいくかもしれません．それでだめでも，その次，またその次と，少なくとも相手には，あなたの価値観が繰り返し伝わっていきます．きっといつか，本当の意味でわかり合う日がやってくることでしょう．そして，自分の価値観を探っていく段階で，自分自身を知ることになったのではないでしょうか．期せずして自己覚知(self-awareness)を得ているのです．また，メタなモノの見方のできる人間形成の端緒ともなっているはずです．

 ## 多様性が重視される世の中で

　このように，今日行った話し合いが，未来のあなたにも活かされることになる．価値観コミュニケーションは，未来志向のコミュニケーションなのです．価値観が多様化し，また多様な価値観をお互いが認めようとしている時代です．この多様化の世の中を私たちはどう生きていけばいいのでしょうか．世界のどこかに転がっていると誤解している唯一の正解を求めるばかりでは，(信念)対立を生じるだけで身動きがとれなくなるばかりです．しかし，どうせ正解は目指せないのだからと，「確かなものなど何もない」とニヒルに腐ってしまいたくもありません．だから，まずはお互いの違いを認め，理解しようとし，(存在を)承認することから始めてみる．価値観コミュニケーションは，この多様性の世の中

をどう生きるか，その術といってよいのかもしれません．

　この章のまとめとして，またMr. Childrenの曲を拝借します．価値観コミュニケーションの継承元，構造構成主義の理論書が「構造構成主義とは何か」[1]ですが，この本を読んだとき，最初にびっくりしたのが，扉にミスチルの歌詞が書いてあることでした．哲学書なのに，ミスチルですよ！その曲が「掌」です．聞けば聞くほど，価値観コミュニケーションのことを歌ってくれているように感じてしまいます．

　　君は君で　僕は僕　そんな当たり前のこと
　　何でこんなにも簡単に　僕ら
　　見失ってしまえるんだろう

　　ひとつにならなくていいよ
　　認め合うことができればさ
　　もちろん投げやりじゃなくて
　　認め合うことができるから
　　ひとつにならなくていいよ
　　価値観も　理念も　宗教もさ
　　ひとつにならなくていいよ
　　認め合うことができるから
　　それで素晴らしい

掌　Mr. Children
（JASRAC 出 1904292-103）

● **文献**
1) 西條剛央：構造構成主義とは何か─次世代人間科学の原理，北大路書房，2005
2) 京極　真：医療関係者のための信念対立解明アプローチ─コミュニケーション・スキル入門，誠信書房，2011
3) 京極　真：医療関係者のためのトラブル対応術─信念対立解明アプローチ，誠信書房，2014
4) レヴィナス（熊野純彦訳）：全体性と無限（下），岩波書店，p237，2006

第5章

「人生最終段階の意思決定を支援します！」
—そういうあなたはどんな人？

1 意思決定支援者の態度・姿勢

　人生最終段階の意思決定は，そのまま話し合いでありコミュニケーションです．しかし，ただ話し合えばいいというわけではなく，モダニズム/ポストモダニズムなど**考え方の枠組みの違い**を知り，**価値観レベルでの話し合い**をすることが大切．それがこの章まで解説してきたことでした．

　しかし，まだ考える必要があるものが残されています．それが，**支援者の態度や姿勢**です．

 支援者がこんな態度だったら…

　まずは，感覚的につかんでいただくことにしましょう．

> 　本日あなたは病院に来ています．拡張型心筋症の治療のため通院している病院です．先月，心不全が悪化し，3度目の入院をしました．担当の医師からは，今後も増悪を繰り返す可能性が高く，その

125

第5章 「人生最終段階の意思決定を支援します!」—そういうあなたはどんな人?

> ときに助けられないこともあることが説明されました．次回の外来のときに，できれば家族と一緒に緩和ケア科にもかかって，今後のことを話してみてはどうかと勧められていました．
> あなたは，治らない病気であること，いつかはこの病気で死ぬんだろうということはわかっていますし，人生の最終段階のことは気になっていたので，ちょうどよい機会だと思っており，緩和ケア科の受診には乗り気で来ています．

さて，診察室の扉を開け，面談が始まったところ，その医師が以下のようだったらどうでしょう？（**図1**）．

- 時計ばかり気にして，明らかに早く面談を切り上げようとしている
- 質問するととても面倒くさそうな顔をする
- お昼に食べたカレーが白衣にべったりついている
- 「ぼくが医者でーす！ウェーイwww」と言ってハイタッチをしてくる
- ラップ調で話しかけてくる「♪あなた患者さん　ぼくお医者さん　今日は晴れて太陽がさんさん　希望要望なんでも話せ　恐怖不安はできれば離せ　ケアのプランをアドバイス　アドバンス・ケア・プランニング！」
- 一緒に来ていた美人の娘のほうばかりを見て話す

後半はちょっとおふざけが過ぎましたが，あなたが人生最終段階の意思決定を一緒に行う医師がこんなだったら，嫌ですよね．たとえ，この医師の意思決定における手順や，話の内容になんら問題がなかったとしても．

コミュニケーションとは実に難しいものです．同じ内容の話であっても，そのタイミングや，話し相手の雰囲気や態度，それもよく言われる「生理的に」好き／嫌いというようなもので，その成否が変わってしまう．本当の意味で「生理的に……」と言われてしまうと為す術（なすすべ）がありませんが，人生の最終段階という，基本的に誰にとっても大切な話し合いに関わるにあたって，支援者である私たちがどのような態度・姿勢を持つかということはよく考えておく必要がありそうです．

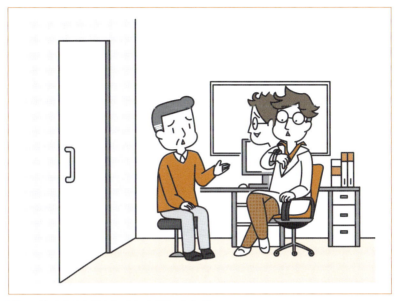

図1 このようなことはないと思いますが

　以下では，人生最終段階の意思決定の実践に入る前に，支援する私たちが"どういう人なのか"，すなわち態度や姿勢について，もう少し突っ込んで考えていくことにします．

「今世紀最大の人権問題」ではないか

●医療が関わった人権問題
　近年，私の住んでいる北海道で比較的大きなニュースとなっていることがあります．旧優生保護法(1948～1996年まで施行)のもとで，障がい者や精神疾患のある人に強制不妊手術が行われたという問題です．この問題は，第一次ベビーブームの折に，急激な人口増加のため食糧や住宅事情が悪化したことと，優れた遺伝子だけの社会を目指すという優生思想が相まって，多くの強制不妊手術が行われたものです．最近になって，当時の資料から，国の奨励によって，各都道府県が手術件数を競い合っていた事実が浮かび上がり，それが強制手術の増加に拍車をかけた

127

第5章 「人生最終段階の意思決定を支援します！」—そういうあなたはどんな人？

ことがわかって，にわかに注目されるようになったものです．

なぜ「北海道」かというと，この法のもとに強制不妊手術を受けた（受けさせられた）人は全国で約16500人，そのうちの15%，2600人弱が北海道で行われていました．都道府県別で第1位だったようです．これは新聞からの抜き書きですが，1981（昭和56）年には北海道内で不妊手術が1000件を超えたことを記念して冊子が作られ，その中には「他府県に比し群を抜き第1位の実績を収めている」と誇示する文章があるというのだから驚きです．

さて，この件に関して，国や道の責任を問う，そうした取り組みは弁護士会などに期待して，私たちは，この過去の日本人の過ちを，これからに活かすことを考えましょう．強制不妊手術は，今，冷静になって考えれば（いや，大して考えずとも），明らかな人権侵害です．しかし，そう思う人は少なかった，もしかしたら結構いたのかもしれないけれど，その小さな声は，「他県に負けるな」という声にかき消されてしまっていた．これも新聞からですが，障がい者支援団体関係者によると，当時は「社会を挙げてそういう風潮だった」と話しています．

これは，平安時代（だいたい1000年前）の話ではありません．ごく最近のことです（法律の廃止から20数年）．当然，人権の概念もあったし，倫理・道徳の教育も行われていた，そんなほんの少し前の話です．それだけ，世の風潮，世の中の雰囲気というのは，力を持っています．社会に巣くった魔物のようなものだと私は思います．

● では，医療における意思決定はどうか〜実は

意思決定の現場も，案外似たような状況なのではないかと私は思っています．医療分野では，もちろんまだ十分ではないとはいえ（だからこの本を書いている），意思決定支援の取り組みは概念的には広がっているように思います．しかし，現場においては，意思決定能力が判断されないまま，本人の生返事で医療が進められたり，その逆に意思決定能力が十分あるにもかかわらず，高齢だというだけで，本人の意向を半ば無視する決定が行われたりしている．介護福祉の現場においても同様，本人が望まない半強制的な施設入所も多く存在しているのが実情でしょ

う．成年後見制度は整備されましたが，主に財産保護の意味合いが強く，少なくとも後見人に医療同意権はなく，また，そもそも日常の細々とした意思決定を担保する仕組みではありません．

家族も，本人の意思決定能力の低下に気づかないでいたり（それを認めたくないという心理も働いているでしょう），いざ，意思決定を手伝おうと思っても，そのやり方がわからず，結局，単に家族が代わりに決めて終わったりします．

この現状は，強制避妊手術のようにわかりやすい形で現れてはいないものの，本人にとっての最善が考えられていないという点で，ほぼ同型の人権問題であると私は考えています．そして，人数だけからすれば今世紀最大の人権問題です．

この問題の難しいところは，誰も本人に害を与えようとして行っているわけではないということです．通常，「よかれと思って」施設に入れたり，代わりに決めてあげたりしているのですから．ただ，この「よかれ」の方向性が間違っているということなのです．

ここでも，ワークをすることで，みなさんの中の矛盾に気づいていただきましょう．次の質問にYESかNOでお答えください．

【質問A】
・自分のことは自分で決めたい
・自分で選んだのなら，責任は自分にある
・医者の思いどおりにされたくない

いかがでしょうか？　すべてにYESと答えた方が多かったことと思います．

さて，もうひとつお願いします．YESかNOでお答えください．

第5章 「人生最終段階の意思決定を支援します！」―そういうあなたはどんな人？

【質問B】
・患者さんのできないことは，なるべくやってあげたい
・患者さんが憂き目を見るのは，ケアした私にも少しは責任がある
・医者の思いどおりにされたくない（患者さんがそうならないように守ってあげたい）

　こちらも，すべてにYESと答えた方が多かったのではないかと思います．
　特にAの質問にも，Bの質問にもYESと答えた方，よーく考えてください．**自分では人を頼りにせず決めて，自分に責任がある**と言いながら，それが**患者さんになったら，できないことは肩代わりし，その分，責任も少しは自分にある**とおっしゃる．それってすごい矛盾してませんか？　これが，**現代のケアにおける大いなる矛盾，かつ世の中の雰囲気という魔物なのだと私は考えています**．
　患者さんは弱い（弱っていることは確かです），だから守ってあげないといけない，やれないことはやってあげないといけない，決められないときは決めてあげないといけない……．そうやって善意が本人の自律を奪っていく，それに気がつかず，やってあげることが何よりいいことで，正しいことだ（という信念），そういう雰囲気．この雰囲気が知らず知らずのうちに現代に蔓延って（はびこって）いるのです．
　自分では病名も予後も聞きたいと言っているのに，それが家族のこととなると「あの人は，ああ見えて気が弱いので絶対に言わないでください」と言うその矛盾も，同じ雰囲気を根っこに持っています．
　いえ，患者さんを守ろうとしたり，ケアをすることを否定しているのではありません．しかし，**ケアをする前に，本人が意思決定の主役であることを前提にできないと，容易に本人の自律を奪うケアが成立してしまう危険性がある**ことを言いたいのです．

態度・姿勢の「形」を身につけよう！

● **抽象的ではダメ**

では，「世の中の雰囲気」という魔物を抑え込むにはどうしたらよいのでしょう．道徳的なスローガンを唱えるだけで世の中がよくなるなら，既に社会はとてもよいものになっていることでしょう．だって，今でも，そこかしこに美しいスローガンがあふれていますからね．

しかし，残念ながら，スローガンだけでは道徳，さらには態度や姿勢は保てません．たとえば，子育てにおいて，よくないとわかっていながら使ってしまうセリフに「いい子にしなさい！」「ちゃんとしなさい！」があります（みなさんも思わず言ってしまう，もしくは言われた言葉でしょう？　え，今でも言われてるって…？）．これ，私も思わず言ってしまうのですが，効果があったためしがありません．**うまくいかないのは，子どもにしたら，"いい子"や"ちゃんと"がどういうことで，どうしたらそうなるのかわからないからなのです．**

子どもが片付けをしないときに「どうして片付けないの！ちゃんとしないとだめでしょ！」と怒るのではなく，「自分で片付けしておかないと，次に遊ぶとき困るよね．本は棚に置くことにして，こっちの種類おもちゃは箱の中に入れることにしたらどう？」など，"ちゃんと"しなかればいけない理由と，どうやったらいいか具体的な行為として伝えないといけないのです（わかっていながら，私もなかなかできないのですが）．これを繰り返すことで，まあ，あくまで「現在の社会にとって」ということになりますが，"望ましい"生活態度みたいなものが身についていくわけです．

● **具体的に学ぶための「形」**

意思決定の支援だって同じこと．「患者中心に考えよう！」「自律の尊重だ！」と，スローガンを唱えているだけでは，それをどうしたらいいのかわからず，まさに"口だけで行動が伴わない"という事態が生じます．すると，「他県に負けるな」とかいうわかりやすい具体的目標のほうが，人間を動かす大きなエネルギーとなってしまうのです．だから，医

療者も一般市民も含めて，どうしたら本人の最善を考えながら，意思決定を支援する態度・姿勢で**あり続ける**ことができるのか，具体的な方策とともに学ぶことが必要なのです．

　私はよく「形（かた）」という言葉を使っています．空手などの「形」のことです．空手の有段者は，徐々に自身のスタイルを確立していくでしょうが，最初からそうだったわけではありません．はじめは，いえ，むしろ強くなるほどに，基本の「形」を繰り返し練習するはずです．同じように，何かを会得しようとするのならば（今回であれば，意思決定の支援者としての態度・姿勢を），「形」を意識して，日々鍛錬していくことが大切なのです

　前置きが長くなりましたが，次から意思決定の支援者の態度・姿勢の「形」となりうる方策を3点，詳しく紹介することにします．

 人生の最終段階における医療・ケアの決定プロセスに関するガイドライン

　まずはじめに，厚生労働省が2018（平成30）年に改訂した「人生の最終段階における医療・ケアの決定プロセスに関するガイドライン」を紹介することにします．平成30年3月に，「人生の最終段階における医療・ケアの決定プロセスに関するガイドライン」（以下，最終段階のガイドライン）が厚生労働省から出されました．本書の巻末に最終段階のガイドラインおよびその解説編を付録として収載しています（p229〜236）．これらは厚生労働省ホームページからダウンロードすることもできますので，ぜひ一度目を通すことをお勧めします．

　国がこうしたガイドラインを出すことの影響はやはり大きく，その後，人生の最終段階における意思決定に関する研修会が行われるようになったり，全国の多くの病院でその体制づくりが始まったりしています．この本を書いているのだって，この流れと無関係ではありません．本書を買うような方であれば，少なくとも，最終段階のガイドラインの

存在は知っている人が多いことでしょう．まずは，最終段階のガイドラインの作成経緯と，今回の改訂点を解説しておこうと思います．

最初の最終段階ガイドライン

　最終段階のガイドラインは，今回のものが2回目のもの（改訂版）で，初版にあたるものがあります．それは2007（平成19）年に同じく厚生労働省が出した「終末期医療の決定プロセスに関するガイドライン」です．前年の2006（平成18）年3月に，富山県射水市における人工呼吸器取り外し事件が報道され，それが大きなきっかけとなって作られたものです．

　当時のガイドラインでは，医療者からの適切な情報提供と説明がされたうえで，患者本人の決定を基本とすること（つまりインフォームド・コンセント），そして，医療の方針決定に関して医師の独断ではなく，チームで判断すること（つまりチーム医療）が強調されていました．2015（平成27）年になって，厚生労働省が「終末期」という言葉から「人生の最終段階」という言葉を使うようになってきた（p13参照）ことを受けて，名称が「人生の最終段階における医療の決定プロセスに関するガイドライン」に変更となりましたが，内容の変更はありませんでした．

新しい最終段階ガイドライン（平成30年改訂）のポイント

　初版からおよそ10年経って，どう変わったか（改訂されたか），確認しておきましょう．ちなみに，この改訂のポイントは厚生労働省ホームページにも載っています．大きく6点からなり（**表1**），順次解説します．

- ● **名称が「人生の最終段階における医療・ケアの決定プロセスに関するガイドライン」に変わった**

　医療の後に「ケア」という言葉が追加されました．これはすなわち，人生の最終段階に話し合うことが，これまで医療のことだけに偏っていたことへの反省です．みなさんにも第2章の冒頭でワークをしていただきましたが，人生の最終段階に話し合いたいことは，何も医療（行為）のことに限りません．むしろ自身の生活や生き方について話し合いたいと思う人が多かったことでしょう．こうしたことが「ケア」という言葉に込め

第5章 「人生最終段階の意思決定を支援します！」—そういうあなたはどんな人？

表1 人生の最終段階にににおける医療・ケアの決定プロセスに関するガイドラインの改訂のポイント

1) 名称が「人生の最終段階における医療・ケアの決定プロセスに関するガイドライン」に変わった
2) 医療・ケアチームの中に，介護従事者が含まれることが明確化された
3) 本人の意思は変わりうるので，日頃から繰り返し話し合うことの重要性が強調された
4) 本人が意思を伝えられなくなったときに備えて，本人の意思を推定する人を，前もって定めておくことの重要性も示された
5) 単身世帯が増えることに鑑みて，家族の対象を広げた
6) 繰り返し話し合ったプロセスをその都度文書にまとめ，本人，家族等と医療・ケアチームで共有することについて記載された

られているのです．

● **医療・ケアチームの中に，介護従事者が含まれることが明確化された**

　以前のガイドラインにも，支援側を表す言葉として「医療・ケアチーム」が使われていました．しかし，このチームに含まれる職種として，具体的には医師，看護師，そしてソーシャルワーカーという記載しかありませんでした．しかし，とりわけ，施設入所者やデイサービスなどに通所している高齢者本人のことを日頃からよく看ているのは，介護支援専門員，介護福祉士等の介護従事者です．このことが明記されたのは画期的と言ってよいと思います．

● **本人の意思は変わりうるので，日頃から繰り返し話し合うことの重要性が強調された**

　ここはアドバンス・ケア・プランニングを強く意識している部分です．アドバンス・ケア・プランニングの定義を思い出してください．「話し合いのプロセス」そのものでしたね(p31〜32参照)．本書の文脈からすれば，「本人の意思が変わるから，何度も話す」のではなく，「納得感を高めていくプロセスを丁寧に踏んでいく，そのために繰り返し話し合う」ということになるわけですが，いずれにしても，アドバンス・ケア・プランニングのエッセンスが，ガイドラインに含まれたことは評価されるべきだと思います．

- ●本人が意思を伝えられなくなったときに備えて，本人の意思を推定する人を，前もって定めておくことの重要性も示された

　いわゆる代理意思決定者を指定しておくことの推奨ということになります．これもアドバンス・ケア・プランニングの要点でしたね．
- ●単身世帯が増えることに鑑みて，家族の対象を広げた

　このガイドライン全体を通して，家族というのは，以下の者を指しています：「家族等とは，法的な意味での親族関係のみを意味せず，より広い範囲の人(親しい友人等)を含む」．単身世帯が増えるから範囲を広げたという理由づけは，個人的には承服しかねます．

　家族の解釈が広がっているのは，時代の潮流というほうが正確でしょう．家族のあり方も多様化しているからです．医療現場においても，何十年も会っていない血のつながった家族よりも，情緒的・経済的つながりを持つ内縁の家族に説明をするという場面は，着実に増えていっているように思います．理由は今ひとつではあるものの，家族の定義を広げて記載していることは評価できます．
- ●繰り返し話し合ったプロセスをその都度文書にまとめ，本人，家族等と医療・ケアチームで共有することについて記載された

　これは，いわゆる事前指示の文書のみを指しているものではありません．既に見てきたように，日本には事前指示の法定文書(法律的に有効性が証明された文書)はありませんし，おそらく今後も作られないでしょう．カルテ等の主として医療者が記載するものと，エンディングノートなど主として本人が記載するものの，大きく2つに分けることができると思いますが，ガイドラインにはそのどちらとも記載はありません．**主眼は，後からでもプロセスの共有ができるように，記載しておく**ことだと思われます．

なぜ，最終段階ガイドラインが態度・姿勢の「形」と言えるのか

- ●最終段階ガイドラインの記述の特徴

　ガイドラインを読まれた人の中に，こんな感想を持った人はいませんか？　「概念的な記述で頭に入ってこなかった」「今，人生の最終段階の

第5章 「人生最終段階の意思決定を支援します!」——そういうあなたはどんな人?

　意思決定で困っている患者さんがいるのだけど,ガイドライン読んでも何かが解決したようには思えない」「人工呼吸器を外しても大丈夫なのか知りたかったのに,書いていなかった」……．

　そう思った人が見慣れているのは,EBMに基づいた○○のガイドラインとか,そういうものですね,きっと．臨床疑問が書かれていて,それに対してのある種の正解(統計学的な視点での「正解」に過ぎないのでしたね)が出ている．そういうガイドラインを見慣れている人にとっては,最終段階のガイドラインは,なんだか煮え切らない記述のように感じることでしょう．理由は,**最終段階のガイドラインは「プロセスガイドライン」と呼ばれる類のもの**だからです．

● プロセスガイドラインとは

　意思決定などの「プロセス」を書いてあるガイドラインをプロセスガイドラインと言います．最終段階のガイドラインはもちろんそうですし,ほかにも日本緩和医療学会から出されている「苦痛緩和のための鎮静に関するガイドライン」や,日本老年医学会から出されている「高齢者ケアの意思決定プロセスに関するガイドライン」,日本小児科学会から出されている「重篤な疾患を持つ子どもの医療をめぐる話し合いのガイドライン」などがそれにあたります．

　これらがプロセスガイドラインと言われる所以は,まさに"プロセス"を示しているからであり,逆に言うと,**プロセスしか示せない**からです．これこれこうなったら鎮静をしたらいい,とか,人生の最終段階にはこう過ごしたほうがいい,こういう場合には子どもの人工呼吸器を外したらいいなどということは,1つに決めることはできません．**価値観が多様化していますし,多様なものをそれぞれ認めようという時代です**．とりわけ,人によって意味づけや価値の置き方が異なりやすい事象(鎮静をいつするとか,最期はこう過ごしたいとか)について,「エビデンス」として1つの答えを出すことなどできません．原理的に言えば,どんなことも唯一の正解など出せない(これまで繰り返し書いてきました)わけですが,人生の最終段階をどう生きていくかは,とりわけ,目の前の本人に聞かないとわからないことです．

そこで，こうした「意思決定」に関わるガイドラインは，判断の手続き，プロセスを示そうとしています．残念ながら，医療行為の"結果"は平等ではありません．同じ治療，同じケアをしても，よくなる人とよくならない人がいる．そして，誰がよくなる人で，よくならないのはどの人なのかは，少なくとも完全には予測できない．また，日本は国民皆保険とはいえ，経済力によって多少は選択できる医療は変わってきます．

● **プロセスをフェアに**

このように医療は根本的にアンフェアなものです．しかし，その手続き，意思決定のプロセスをフェアに行うことは，私たちにできることです．人によって差別せず，同じ手続きを踏む．それが医療における平等性なのです．

「結果じゃなくてそこまでの経過が大事だよ」「プロセスを大切にしていこう」，よく聞く言葉です．成果（結果）主義の社会は，ズルをしても，人を蹴落としても，人間性に問題があっても，「結果がすべて」という世の中ということです．たいていの人はそんな世の中嫌でしょう．また，意思決定を支援してくれる相手がそんな考え方の持ち主だったら嫌でしょう．その気持ちが「プロセスが大切」という言葉に現れているのではないかと私は思います．「しょせん，世の中は結果なんだよ」とニヒルに言う人であっても，自身が病気になったときや，自分の人生の最終段階について，意思決定をするプロセスはフェアであってほしい，そう思うのではないでしょうか．

そのプロセスを担保する，すなわち，意思決定支援者の最低限の態度・姿勢を保つ「形」としての役割が，プロセスガイドラインにはあるのです．言葉を変えれば，最終段階のガイドラインに書いてあるプロセスを踏まないで意思決定を支援するようなことがあってはいけないということになります．

「人生最終段階の意思決定を支援します！」―そういうあなたはどんな人？

表2 5つの要点
A. 患者本人による意思決定を基本とすること（**自律の尊重**）
B. 本人の意思は変わりうるため，患者，家族，医療者が繰り返し話し合える環境を整える（**アドバンス・ケア・プランニング**）
C. 本人の意思決定能力の低下に備えて，家族等，意思を推定する者を前もって定めておく（**代理意思決定者の指定**）
D. 医療・ケアの開始・不開始，変更，中止等は，医療・ケアチームによって慎重に判断する（**チーム医療**）
E. 疼痛やその他の不快な症状の緩和，精神的・社会的援助を十分に行う（**緩和ケア**）

 最終段階ガイドラインの5つの要点と3つの段階

　では，実際に，最終段階のガイドラインに書いてある内容をみていくことにしましょう．最終段階のガイドラインは5つの要点を踏まえたうえで，3つの段階に分けて考えるとわかりやすいです．まずは5つの要点から説明します（**表2**）．

● 5つの要点について

　AとBについては，もう説明不要でしょう．Cについては，本章の別項で扱います（p154参照）．DとEについて説明を加えておきます．

　Dの医療・ケアチームの構成は，組織の規模や種類によって変わりうるため，ガイドラインでは流動的な記載となっています．ただ，基本は担当の医師，看護師，それ以外の医療・介護従事者，またたとえばソーシャルワーカーが想定されています．チームで意思決定を支援することの意義は，まず，この手の意思決定が，医師一人に任せられることで，独善的な決定になってしまうことを防ぐことにあります．そして，チームで話し合うことで，本人の多様な側面に気がつき，多様な選択肢を導けるというメリットも忘れてはいけません．

　Eが明記されていることも大変重要なポイントです．「人生の最終段階の意思決定」となると，どうしても延命治療をどうするか，それを誰

表3　3つの段階

1）本人の意思が確認できる場合
2）本人の意思が確認できない場合
3）複数の専門家からなる話し合いの場の設置

がどう決めるかといったことに焦点があたりがちです．しかし，どう死ぬかもそれはそれで大事ではあると思いますが，その前に，最期のときまでをどうよく生きるかのほうが，ほとんどの人にとってより関心があることでしょう．そもそも最後のときに向けて，めちゃくちゃ痛いとか，すごく息が苦しいとかがあれば，意思決定にも大きな影響をもたらすことでしょう（「こんなにつらいなら早く逝きたい」などと思う人は増えるでしょう）．ですから，最期のことを決める前に，ちゃんと症状やつらさが緩和されること（＝緩和ケア）が必須であり，大前提なのです．

●**3つの段階**

前述の5つのポイントを踏まえたうえで，**表3**に示す3段階の意思決定のフェーズで考えていくことが推奨されています．

本人の意思が確認できる場合：本人の意思決定能力が十分である場合には，患者さんに対して，医療者から情報が適切に提供され，説明されたうえで，本人による意思決定を基本とします（この本で繰り返し取り上げたように，本人の意思決定＝自己決定ではありません）．本人の意思は変化しうるため，話し合いが繰り返し行えるような環境を整えることが重要です．

本人の意思が確認できない場合：本人の意思決定能力が十分でない場合には，家族等の代理意思決定者が，本人の意思を推定し，本人にとっての最善を考えることが必要となります．この話し合いも繰り返し行うことが推奨されています．家族等がいない，もしくは家族等が判断を医療・ケアチームに委ねる場合には，医療・ケアチームが本人にとっての最善を考えるとされています．

複数の専門家からなる話し合いの場の設置：それでも方針が決まらない場合（本人や家族と，医療者の間で合意が得られなかったり，家族の

第5章 「人生最終段階の意思決定を支援します!」—そういうあなたはどんな人?

中で意見がまとまらないとき)には,複数の専門家からなる話し合いの場を別に設置して検討すると書かれています.これは,倫理委員会などの倫理コンサルテーションの仕組みのことが想定されていると考えられます.

　このように,意思決定を3段階に分けるとわかりやすくてよいのですが,意思決定の本質を考え,意思決定をさまざまな要素が組み合わさっている「全体像(構造)」と考えてきた本書としては,ひとつの懸念を書いておかなければなりません.この3段階のフェーズは常に併存するということです.
　次項で述べますが,そもそも意思決定能力というものが,ある/ないの間に明確な線引きのできるものではありません.また,病気であれば,多少の意思決定能力の低下はあると言えますし,昏睡状態でない限り,わずかでも本人の意思は確認できる(YESかNOかで答えられるような内容など)ことも多いため,ここまでが意思決定能力「あり」,ここからが「なし」とは言えないのです.
　そして,本人の意思が一番大事なことは間違いなく,意思決定の軸とすべきものですが,それと並行して,常に家族や医療者の意見や価値観,場合によっては「複数の専門家」の助言も意思決定の際に勘案すべきものなのです.
　繰り返しますが,人生の最終段階の意思決定を支援する際には,最終段階のガイドラインに書いてある"プロセス"を必ず踏まえてください.それがすなわち,意思決定の支援者の態度・姿勢を保つことにもつながります.

3 意思決定能力を評価し本人の関与を最大化する

3 意思決定能力を評価し本人の関与を最大化する

なぜ，意思決定能力の評価が態度・姿勢の「形」と言えるのか

　次に「形」として紹介するのが，意思決定能力の評価についてです．どうして，意思決定能力の評価が態度・姿勢の「形」だと言えるのでしょうか．まずは，それを考えるところから始めることにしましょう．

　たいていの人は，他人に勝手に自分の能力を評価されたらおもしろくないと思います．意思決定を行えるかどうかという能力ならなおさらです．ですから，意思決定能力を評価するには，相応の理由がないといけません．もちろん，それは意思決定能力を評価される本人にとって納得できる理由です．

　意思決定能力を評価するのは，評価する側（特に医療者）が便利だから，もしくは，そうしないと上司に怒られるから，ではありません．結論を先に言えば，意思決定の当事者である本人の，意思決定への関与を最大限にすることが，意思決定能力を評価する目的であり，理由です．

　意思決定能力が不十分だという評価をせずに，本人に意思決定を迫れば，本人の表面的な意見で物事が決まってしまう間違いを犯してしまうことでしょう．逆に，意思決定能力が十分であるにもかかわらず，能力がないと不当に判断されたら，それこそ人権侵害です．**意思決定の主役である本人をエンパワーし，目の前の意思決定への本人の関与を最大化するために行うのが，意思決定能力の評価なのです．**

　意思決定の支援者である私たちにとっては，意思決定能力の評価を一種のルーチン化することにより，本人を意思決定の主役にするという，一番忘れてはいけない態度・姿勢を保つことができるでしょう．

意思決定能力の評価を考えよう（事例提示）

　また，ワークにお付き合いいただきましょう．以下に，手術に際して

141

第5章 「人生最終段階の意思決定を支援します！」─そういうあなたはどんな人？

本人の意思決定能力が問題になっている例を示します．よく読んで，田中さんの意思決定能力を評価してみてください．

> あなたはとある町の診療所に勤めている医療者(医師なら医師，看護師なら看護師などと，実際の職種をイメージしてください)です．地域に密着した診療を行っており，長く通院されている患者さんもたくさんいます．今年90歳になる田中義男さんも，30年来この診療所に通っている患者さんです．慢性呼吸器疾患がありましたが，ずっと安定していました．しかし，2～3年前から体調を崩すことが増え，肺炎のため，隣町の総合病院へ入院を繰り返していました．
>
> 本日，その総合病院の整形外科から診療所に電話がありました．田中さんが転倒し骨折して入院したという連絡です．病名は右大腿骨頸部骨折．今後歩くことを目標とするなら，手術が必要な状態です．手術自体は1時間程度で終わるものですが，慢性呼吸器疾患があるため，全身麻酔後，人工呼吸器管理になるリスクが中程度あります．田中さんは当初手術を受け入れていたようですが，やっぱりやりたくないと言ったり，やると言ったり，意向が一定しないようです．そこで，田中さんのもともとの意思決定能力について，ずっと診ている診療所の医療者から話を聞きたいという電話でした．
>
> 診療所に通院していたときの田中さんは，その日のシャツに合ったループタイをしてくるとてもお洒落な人で，認知症の徴候はありませんでした．この2～3年は，総合病院の入院の合間にしか診療所には来ませんでしたが，パジャマのまま家族に連れられてくることもあり，徐々に活気を失っている様子が見受けられました．
>
> あなたは，いずれにしても現在の状況を確認しなければならないと考え，お見舞いがてら，総合病院にでかけて，田中さんに会うことにしました．

> あなた　田中さん，こんにちは．お久しぶりです．
>
> 田中さん　ああ，どうもどうも（誰だかは思い出せない様子）．
>
> あなた　診療所の○○です．お調子はいかがですか？
>
> 田中さん　ああ，もう下に降りるのかい？　検査．
>
> あなた　いえいえ，田中さんが入院されたと聞いたものですから，心配になって診療所から見に来ました．
>
> 田中さん　ああ，ああ，そうでしたか．それはどうもありがとう．
>
> あなた　調子はいかがですか．
>
> 田中さん　どうもこうもないけどね，骨が折れたらしいから．歳だから仕方ないね．
>
> あなた　お医者さんはなんて言ってました？
>
> 田中さん　手術しないとだめだって．歩けなくなるよって．
>
> あなた　手術するのこわいですか？
>
> 田中さん　こわくはないよ．もう80だよ．いつ死んでもいいんだ．毎日仏さんに早くお迎えよこしてくれって言ってるんだけどね．なかなかお迎えはこないみたいだ．
>
> あなた　じゃあ，ほかに何かご心配なことでもあるんでしょうか．
>
> 田中さん　……いやね，あまり大きな声で言えないんだけどね……ここの先生，えらく取るらしいんだ，これ（親指と人差し指で丸を作って見せる）．老い先短い者に，そんなにお金かけられないでしょ．
>
> あなた　ああ，そういうことを心配していたんですね　手術の代金は一律なので変わらないはずですけどねえ．
>
> 田中さん　そうなのかい？　でも，だいぶ取られるって，そう言ってる人がいたんだぞ．

　あなたはこの会話から田中さんの現在の意思決定能力を評価し，それを整形外科のスタッフに伝えました．

　さて，どのように評価したと思いますか？　そして，結果をどのように伝えたと思いますか？　この項では，それについて学んでいきます．

意思決定能力とは何か，どう評価されているか

　堅苦しい言い方をすれば「本人が意思決定の対象を理解して，それについて決定できる能力」となります．医療現場では「判断力」ということもありますし，法律用語では「（医療）同意能力」や，「意思能力」などという言葉も使われるようですが，基本的には同じものを指していると考えていいと思います．

　意思決定能力は，法的な場面では以前からかなり議論されてきました．ニュースなどで「精神鑑定」という言葉を耳にすることがあると思いますが，あれのことです．あれはあくまで刑事責任能力の判断なので，民事の責任能力については，まだ議論が十分ではないという事情があるようです．

　では，医療現場においてはどうでしょうか．意思決定能力は，医療現場において，これまで医療者の経験や直感で評価されてきました．つまり，指標のようなものをなんら持たずに評価しているのが実情ということです．たしかに医療の多くの場面では，それで事足りるでしょう．しかし，意思決定の内容が複雑なものであったり，その医療行為のリスクが高いものである場合には，より慎重な評価が必要となります．また，意思決定能力があるかないかの評価が，医療者によって分かれたり，どう評価したらよいか悩むような人もいます．高齢化がますます進む中，医療者が，意思決定能力の評価についてある程度のスキルを持つ必要性は高まっています．そのためにも，やはり，意思決定能力の評価を，ひとつのプロセスに沿ってできるようになっておくほうがよいと思います．

　そういう私も，少し前まではまさに直感で意思決定能力を評価する人でした．しかし，この方法を知ってから，頭が整理されて，以前よりも意思決定能力の評価に自信が持てるようになりました．知っていて損はありません．ぜひ自分のものにしてください．

意思決定能力の評価方法

　意思決定能力の評価方法を知っておいたほうがよいなどと書きました

が，どういう評価方法がよいのか，実はまだコンセンサスが得られていません．それもそのはず，**人間の意思決定のプロセスはめちゃくちゃ複雑ですので，その礎となる意思決定能力についても，簡単にカテゴリー化できるようなものではないのです**．しかし，今回はその中でも医療場面で比較的よく使われているものを紹介することにします．

医療における意思決定能力の評価に最も広く用いられているのが，4要因モデルです[1]．**意思決定能力を，①理解の能力，②認識の能力，③論理的思考の能力，④選択の表明の能力に分けて考える**ものです．この評価方法に基づいた実践や研究が多く行われており，疾患ごとにどの能力が失われやすいかなどの研究もなされています．

たとえば，アルツハイマー型認知症では，理解，認識，論理的思考が失われているにもかかわらず，選択の表明が保たれていることがあります．すると，どうなるか．治療の内容や，リスクなどを理解しないまま，表面上は「はい，わかりました．ではお願いします」などと簡単に治療に応じてしまうということが起こりえます．そういう事態を防ぐには，やはり，医療者側の意思決定能力評価のスキルを向上させる以外にないと私は思います．

4要因モデルについて説明します．

❶「理解」の能力

自身の病気について，その病名や病状，提案された治療について説明されたことを，誤解なく受け取る能力のことを言います．「理解」のためには，相手の話を聞く際の注意力や集中力，言葉を誤解なく解釈する能力が必要になります．

この能力を評価するための患者さんに対する聞き方の例を以下に記します．

・医師からどういう説明を受けましたか？
・なんという病名だと聞きましたか？
・どのような治療だと聞きましたか？

❷「認識」の能力

「理解」と「認識」の違いはなかなか難しいところですが，「理解」は受動

第5章 「人生最終段階の意思決定を支援します！」—そういうあなたはどんな人？

的に情報を受け取るところの能力，「認識」は受け取った情報を自分の言葉として落とし込むところの能力と考えてよいと思います．「認識」のためには，受け取った情報を覚えておく（記銘）力が必要です．また，受け取った情報を一度抽象化する能力も必要です．記銘し，抽象化したうえで，自分の言葉として「認識」できている，そういう能力です．また，治療の提案の場面においては，その治療による益と害を理解できる能力も含まれます．

たとえば，"有棘細胞癌"の説明を受けた人がいたとして，「"有棘細胞癌"だと言われました．あとはわかりません」と言っていたら，「理解」はしているものの，「認識」の能力は疑う必要があります．逆に，「難しい言葉だったからよ，何癌だったかは忘れちまったけど，皮膚の癌だってさ，昔の火傷の跡から出たんだと」と言っている人は，病名は覚えていないものの，自分の言葉として病気のことを認識できており，意思決定能力も高いと考えられます．

この能力を評価するためには以下のように聞くことになります．
・病気についてご自身の言葉で教えてもらえますか？
・今回の病気のことを○○さんがどのようにご理解されたかお聞きしたいのですが
・提案された治療について，どう思われたか聞いてもよいですか？
・治療の利点や危険性などについて，どのようにお聞きになりましたか？

❸「論理的思考」の能力

簡単に言えば，一本筋の通った考え方ができることが論理的思考力です．そして，その「筋」を未来に向かって延ばせられるかどうかも重要です．つまり，推論ができるかどうかということですね．医療場面においては，治療の選択において，益と害のバランスを考えられること，その選択の理由を説明できて，一貫していること，治療を行った際，もしくは行わなかった際に自身に起こりうることについて，自分でイメージができることが，この能力の評価のポイントになります．

「一貫性」というのは，いつでも答えが同じということではありませ

146

ん．治療には常に益と害があり，その結果も100％保証されていないのが医療というものです．治療しようか，いや，やっぱりやめようか，という迷いは誰にでもあります．一貫した理由があっての結論の迷いは，ある種の一貫性と言ってよいのです．

たとえば，長い入院を必要とする治療と，短期間で済む治療があったとして，どちらがいいのか，迷っている患者さんがいたとします．治療効果としては，長い入院に分があるが，会社の責任者という立場上，長く休むことは憚られる，そういう理由が背景にあっての迷いなのであれば，その人の論理的思考の能力はあると評価されるべきでしょう．"一貫した"理由による迷いだからです．

この能力を評価する際には以下のように聞くことが多いです．

・どういう結論がよいと思われますか？　その理由も教えていただけますか？

・その治療をした場合には，あなたの今後の生活にどのような影響があると思われますか？

・では，治療を行わなかった場合にはどんな影響があるでしょうか

❹「選択の表明」の能力

自身が選択したものについて，誰かに伝える能力のことです．表明の形式は意思決定能力の判断上重要ではありません．口頭でもいいし，紙に書いてもいいし，誰かに伝えておくのでもいいのです．何かしらの方法で，提示された選択肢の中のどれかを表明できていれば，この能力はあると評価されます．

ここにおいても，「迷い」が生じうることに対して寛容さを持つことが必要でしょう．すぐに表明できないからといって，表明の能力が欠けていると早合点してはいけません．迷っているからこそ言えないことは誰しもあることです．まだ迷っているから言えないのか，それとも，理解や認識が欠けており表明できないのかなどを見極めないといけません．失語など特殊な状況でなければ，理解し，認識し，論理的思考はできているけれども，表明の能力だけが障害されているという状況は，考えづらいですから，その場合には，何かしらの理由があって言えていないの

だと考える必要がありそうです．

後から表明の能力を評価する必要が生じた場合には，
・医師にはどのように返事をされたのですか？
などと聞くことになると思います．

 意思決定能力評価の際に気をつけること

- ●認知機能障害や精神疾患の存在があるからといって能力低下と評価しない

認知症があるから，精神疾患があるからという理由で，評価をすることなく，意思決定能力はないと評価してしまうことは忌むべき行為です．認知症の存在は，その人の意思決定能力を評価する際の，一つの情報とはなりえますが，すべてではありません．

- ●年齢，性別，学歴などで評価しない

「90代だから」「男／女だから」「中卒だから」など，レッテルからの憶測で意思決定能力を評価してはいけません．これも上に同じく，高齢であることは，意思決定能力を評価する際の，一つの情報とはなりえますが，すべてではありません．

- ●医学的に不合理な選択をしたからといって能力低下と評価しない

やらなければ命を落とす可能性の高い治療を拒否するなど，医学的（生命を長らえることを最重要とする価値観）に不合理な決定を，患者さんがすることがあります．しかし，**医学的に不合理であるかどうかは，価値観の相違に関わる問題であり，意思決定能力とは関係ありません**．価値観のすり合わせをする作業と，意思決定能力の評価を行うことは，別だと考えるほうがいいでしょう．

- ●意思決定の内容によって求められる能力レベルは変わる

どんなことを決めるかによって，要求される意思決定能力は変わります．たとえば，（生体）臓器移植のドナーとなるような複雑な内容について決定をする場合と，かゆみ止めの軟膏を使用するかどうかといった簡単な内容の決定をする場合とでは，必要な意思決定能力は異なります．当然，前者により高い能力が要求されますし，後者に対して要求される能力はそれほど高くありません．

● **意思決定能力が最大化したときに評価する**

　意思決定能力は，各人の中で不変の能力ではありません．ときと場合，医療者の接し方によっても変わるものです．だから，患者さんの意思決定能力が最大になるような配慮が必要ですし，最大化されたときの意思決定能力を評価するべきです．

　うつ病の診断はつかなくても，古典的なうつ病のように，朝方はとても調子が悪くて，夕方にかけて調子が出てくる人がいます．その場合には，能力が最大化されている夕方に話をするなどの工夫が必要です．また，痛みをはじめとする何らかの身体症状があれば，意思決定能力は低下していると考えてよく，できる限り症状を緩和して面談に望む必要があるでしょう．

　また，医療者‐患者といえども，人間関係です．人間的に合う/合わないはどうしてもありますよね．ある人にはよく話しているけど，他の人には何も話さないという患者さんはよく見かけます．残念ながら主治医との確執が生じている患者さんもいます．その場合には，一番コミュニケーションを取れる人が窓口になるなど，医療者側の対応すら省みる必要があります．**さまざまなことに配慮して，意思決定をする当人の能力が最大化されるように努めましょう．**

事例の田中さんの意思決定能力は？

　さて，思い出してください．診療所に勤めているあなたは，骨折の手術を予定している田中義男さんのもとを訪ねたのでしたね．そして，いくつかの会話をしました．では，この会話から田中さんの意思決定能力の評価をしてみることにしましょう．

　「その日のシャツに合ったループタイをしてくるとてもお洒落な人」だった田中さんでしたが，長年通っていた診療所のスタッフの顔も忘れてしまっているようでした．確かに，ここ2〜3年で認知症を発症した可能性はありそうです．しかし，認知症があることと，意思決定能力が失われていることとは，イコールではつなぐことができません．あくまで，現在の意思決定に見合った能力があるかどうか，まったく独立して

第5章 「人生最終段階の意思決定を支援します！」―そういうあなたはどんな人？

評価しないといけないのでしたね．

> **あなた** お医者さんはなんて言ってました？
> **田中さん** 手術しないとだめだって．歩けなくなるよって．

　これは，「理解」の能力を評価している部分です．その前の文章で，骨折であることも理解しているようでした．そして，それに治療として，「手術」という方法が必要であることを理解していると考えられます．さらには，その治療を選択しなかった際のリスクとして，「歩けなくなる」ことも理解しているようです．
　短い会話ですが，この会話から，"骨折をしていて手術をしないと歩けなくなる"ということに関して，田中さんの「理解」の能力は十分であると考えてよいのではないでしょうか．これが，先にあげたような肝移植のドナーになるといったやや複雑な意思決定がテーマになると，「理解」の能力は十分ではないと評価されるかもしれません．

> **田中さん** どうもこうもないけどね，骨が折れたらしいから．歳だから仕方ないね．

　これは［あなた］が，調子はどうかと尋ねた後の田中さんの言葉です．別に病名を直接聞いたわけではありません．調子はどうかと聞いただけです．それに対して，自分の状況として，骨が折れており，だから調子はよくないということを田中さんは言っています．この部分からは，「認識」の能力を推定することが可能です．骨が折れて歩けない状態，だから調子が悪いという状況を自分の言葉として認識することができています．

> **あなた** 手術するのこわいですか？
> **田中さん** こわくはないよ．もう80だよ．いつ死んでもいいんだ．毎日仏さんに早くお迎えよこしてくれって言ってるんだけどね．なかなかお迎えはこないみたいだ．

3　意思決定能力を評価し本人の関与を最大化する

　ここは，あまり明確ではないものの，手術を行った際のリスクについて，その最悪の事態である命を落とす可能性について言っているとみることができます．この部分からも「認識」の能力を読み取ることが可能です．田中さんのこの意思決定に対する「認識」の能力は十分あると考えられます．

> あなた　じゃあ，ほかに何かご心配なことでもあるんでしょうか．
> 田中さん　……いやね，あまり大きな声で言えないんだけどね……この先生，えらく取るらしいんだ，これ（親指と人差し指で丸を作って見せる）．老い先短い者に，そんなにお金かけられないでしょ．

　そして［あなた］は，田中さんが手術をすると言ったりしないと言ったりしている，その理由に切り込んでいます．手術をしないと歩けないことは理解しており，手術の必要性はわかっている，そして，別に手術がこわいわけでもない，では，どうして迷っているのか，その理由です．
　田中さんの口から出た理由は，［あなた］が想像していなかったものかもしれません．ひょっとすると，その理由は「普通じゃない」「不合理だ」から，意思決定能力も怪しいと思ったかもしれません．でも，それも忌むべき態度なんでしたね．自分に理解できない理由を患者さんが言って

表4　意思決定能力をめぐる10の誤解

1）臨床的な能力低下と法的な能力低下を同じと考える
2）患者がこちらの指示に従わなければ意思決定能力がないと考える
3）患者が治療に従っているうちは意思決定能力を評価する必要がない
4）意思決定能力はあるかないかの2つに1つである
5）認知機能障害があれば意思決定能力が欠如している
6）意思決定能力の低下は永続的なものである
7）十分な情報を提供せずに意思決定能力がないと決めつける
8）認知症や精神疾患の患者はすべて意思決定能力を欠いている
9）自発的な入院でない患者は意思決定能力を欠いている
10）専門家でないと意思決定能力は評価できない

（Ganzini L：J Am Med Dir Assoc 2005；**6**(3 Suppl)：100-104より引用）

いるということと，意思決定能力の評価は切り離して考えましょう．

　もしこれが，単純に誤解ではなく，認知症や，せん妄による妄想であったとすると少々話は変わってきますが，この誤解が一貫して，判断を迷わせている理由であったとするならば，論理的思考の能力もある程度保たれているものと考えてよいのでしょう．

　[あなた]は，全体として，この意思決定（骨折の手術）については，田

コラム　「抑うつ」と判断能力

　判断能力について，医療の場面で大変重要となっているのが「抑うつ」です．"抑"をとって「うつ」だけでもあまり意味は変わりません．前提として少々説明が必要だと思います．たいていの人が思っている「うつ」は，元気がなかったり気分が落ち込んだりというものだと思います．つまり，気持ちや感情のことだけを指している，と．たとえば，仕事でちょっとミスをしてしまって上司に小言を言われた，などのときに感じる気持ち，これは，たしかに気分の落ち込みといっていいですね．少なくともいい気分ではない（生粋のマゾヒストでないかぎり）．こういう気持ちは日常的にあっておかしくない範囲のものです．これと「うつ」は分けて考える必要があります．

　小言を言われて気分がよくないとき，みなさんならどうしますか？　おそらく，友人と飲みに行って気分を晴らしたり，運動をしたり，好きな趣味に没頭したりして解消するのではないでしょうか．そういうことで解消できるのならば，それは"あってもおかしくない範囲"のものです．しかし，たとえば，がんの告知をされた後など，いわゆるbad newsを聞いたあと，人は「うつ」に陥ります．通常は10日から2週間くらいで，もとの心の状態に戻ると言われています（それ以上長く続いたときに「適応障害」とか「うつ病」とか診断されることになります）．ただ，その間はやはり，どうやっても解消されない状況が続きます．飲みに行ってうさを晴らすなどということをするエネルギーさえなくなった状態です．だから小言を言われて落ち込んでいるとはわけが違うのです．

　そして，とても重要なことは，この「うつ」の状態というのは，単に気分が，感情が，気持ちが晴れない状態というだけではないということです．私は「うつ」の

中さんの意思決定能力は十分あると判断しました．その見解について，4つの要因に分けて，病院のスタッフにフィードバックし，何より本人の懸念となっている誤解を解くように関わってもらうことにしました．

意思決定能力の判定に関する誤解を10点まとめたものがありますので参考にしてください（**表4**）．

核心は，思考の障害であると考えています．記憶力が悪くなり（仮性痴呆という言葉があるくらいです），今まで考えもしなかったようなことを考えてしまう．ひどいときには，妄想にまで至ります（たとえば自分は取るに足らない人間だとか，お金がないから病院にはかかれないというとか）．そして，思考の障害の最終像が「自死」です（というのが私の説です）．

さて，こんな思考の状態のとき，意思決定能力はどうなっていると思いますか．

そうです，とても何かを決めるような状況ではない，ということです．だから（これは多くの精神科医が言うと思いますが），うつ病の人に対しては，よくなるまで大きな決めごとをしないように言っておくのが通例です．仕事を辞めたり，引っ越したり，離婚を決断したり，そういう大きな決めごとは3ヵ月先にもう一度考えましょうと．

もちろん，ここまで書いてきた「うつ」はより一過性のものを指していて，病名ではありませんが，わざわざこのようなときに意思決定をさせる必要は少なくともありません．しかし，医療現場では，こんな配慮をする人は少ないので，がんの告知を行ったすぐ後に（頭が真っ白になって決める力が低下しているときに），治療の選択をさせたりします．これは，まったくナンセンスだと私は思っているのです．

このように，（一過性の）「うつ」は，意思決定能力を判断する際には，とりわけ医療現場では，とても大きなものということができるでしょう．「うつ」は，時間的変化のあるものです．だから，意思決定能力というのは，どこかの一時点で固定して判断できるものではなく，時間的なものを含めて判断しなければならないのです．

4 代理意思決定者のあり方とベスト・インタレスト

 なぜ，代理意思決定者のあり方を考えることが態度・姿勢の「形」と言えるのか

● **本当のキーパーソンとは**

　人生の最終段階における医療・ケアの決定プロセスに関するガイドラインにおいて，繰り返し行われる本人との話し合いに先立って，本人の意思を推定する者を前もって決めておくことが推奨されています．そして，その人はいわゆるアドバンス・ケア・プランニングの話し合いの際に，ぜひ同席していてほしい，重要なステークホルダーの一人となります．それを代理意思決定者と言います．代理決定者とか，単に代理人と書かれることもありますが，本書では，「代理意思決定者」として統一しておこうと思います．

　代理意思決定者は読んで字のごとく，本人の意思決定能力が十分ではなくなったときに，代わりに意思決定を行う人のことです．通常は家族など近しい人がそれを担います．代理意思決定者という言葉，日本の臨床現場であまり頻用する言葉ではありませんね．でも，「キーパーソン」という言葉はよく使うのではないでしょうか．この日本の現状に倫理的な問題が隠されています．

　キーパーソンって誰が決めていますか？　家族自身が「私がキーパーソンです」と言ってくることがあるかもしれません．もしくは医療者側で「ああ，この人がキーパーソンかな」と決めていることもありませんか？　いずれにしても，このやり方では本人の意向を軸としたキーパーソン≒代理意思決定者の決め方になっていません．

　今，キーパーソンと決めた人は本人にとっても本当にキーパーソンとなりえている人なのでしょうか．残念ながら家族仲もいろいろで，キーパーソン側は自分がkeyだと思っていても，本人はそんなふうに思って

いないことも多くあります。このような場合，その後の話し合いにも大きく影響しますよね。たとえば，医療者からは，理解力も高くちゃきちゃきと物事をこなす叔母さんが，本人にとってのキーパーソンに見えているかもしれませんが，本人にとってみたら，実は快く思っておらず「あの叔母さんに知られると親戚中に言いふらされて大変になるから，あえて黙っていたのに，どうして勝手に連絡したんだ」と怒っているかもしれません。**代理決定者は本人が指示するのが基本**なのです。

● 代理意思決定者の適性

では，代理意思決定者の適性について考えてみましょう。どういう人が代理意思決定者になるべきなのでしょうか。これは代理意思決定者が何を行うのかを思い出せばおのずと答えが出てきます。本人になり替わって決定するのが代理意思決定者でしたね。むろん，原理的には完全にその人になりきれるわけではありません。しかし，その人の価値観を十分に知っている人が，「この状況で親父だったらどう考えるだろうか」「そういえば，以前の同じような状況のときにはこんなふうに言っていたなあ」などとなるべく本人の意向に近づく努力をすることは意義のあることです。その努力ができることが代理意思決定者になる資質といってもいいでしょう。

そう，**代理意思決定者に求められるのは決定力や責任感よりも，共感力**なのです。よくあるけれども好ましくないと思われるのは，こんなパターンです。

> 高齢の男性が病気が進行して終末期となった。妻はいるが気が弱く決定打をうつのは難しい。しばらく疎遠であった息子がやってきてさまざまな決定をすることになった。息子は離れて暮らしていたので，父親の考えを聞いていないし想像も難しい。そこで息子が考えることは，「世間に対して息子としてあるべき行動をする」ということ，本当は本人は延命治療など望んでいなくても「（一般的な息子として）できることはすべてしてください」となる。

こんな結末がおそらく日本中で起きています。本人にとっても，本人

第5章 「人生最終段階の意思決定を支援します！」—そういうあなたはどんな人？

の意向がわからないまま決めてしまった家族にとっても悲しいことです．もう，おわかりでしょう．本人の価値観を知り，本人を慮って意思決定に関与するのが代理意思決定者．そのあり方を考えることは，そのまま，意思決定の支援者の態度・姿勢の「形」となるのです．

 代理意思決定者の選択

● 米国の仕組み

ここでまたワークを挟むことにしましょう．

読者のみなさんが人生の最終段階になったとき，代理意思決定者は誰になってほしいですか？　ちょっと想像してみてください．そのときに，次の2種類に分けて考えてください．

【2種類の代理意思決定者】
① お金のことや，事務的なこと，行政への書類の手続きなどを代わりにしてほしいと思う人
② 普段の生活に関わること，医療やケアのことを代わりに考えてほしいと思う人

この2種類を別々にイメージしてください．もちろん，両方とも同じ人が思い浮かんだというのでも結構です．

アドバンス・ディレクティブやアドバンス・ケア・プランニングの仕組みにおいて先を行っている米国においては，代理意思決定者についても，書類で明らかにしておく仕組みが整っています．Durable Power of Attorney（永続的委任状とでも訳しましょうか）を作成することで代理意思決定者を立てることになります．通常の委任状は，本人の意思決定能力がなくなると効力を失うものがほとんどですが，Durable Power of Attorneyは本人がそれを作成したあとに，意思を表明できなくなったあとでも効力を発揮するようにしているというものになります．それでDurable（永続的）という言葉がついています．

たとえば，医療の決定において父親が自分の息子を代理意思決定者に

指名するときもこの委任状を作ります．日本の感覚ではこういったことは，もっと阿吽の呼吸といいますか，すくなくとも書類など作らずに決めることが多いと思います．米国は本当に契約社会なんですね．代理意思決定者を決めるのにもこうした書類が必要なのです．

　先ほどのワークで2種類に分けて考えていただいたのは，米国の仕組みがそうなっているからです．Durable Power of Attorneyにおいては，2種類の代理意思決定者を立てることになっています．ひとつは財産関係（Financial Durable Power of Attorney），もうひとつは身体関係（Durable Power of Attorney of Health Care）です．これらは，面倒なので2つをまとめた書類として作成されることもあるようですが，明らかに2種類に分けて指定することが求められます．財産関係の委任状では，自分の財産についてすべてのことを委ねます．具体的には銀行取引，クレジットカードの使用と支払，財産の売買，税金に関することなどすべてです．身体関係の委任状は，その人の健康や身体に関することが含まれています．代理意思決定者は本人に行われる手術や，ケアの提供体制などについて医療者と話し合って署名したりする権利を持ちます．

● 日本の現状

　日本においても，2000年の民法改正のときに，「成年後見制度」という新しい制度ができました．これは主に現時点で認知症や知的障害などのため判断能力が不十分で，財産管理やサービスの契約ができない人を守るためのものです．ニュースでも認知症の人と高額の契約を結んだ悪徳商法の話をみかけますね．こういう犯罪から上記のような人を守るためにできた制度です．

　後見人は保護すべき本人の身の回りのことに気を配りながら支援をすることになっていますが，後見人の基本的な仕事は財産管理や契約のことに限られているため，Durable Power of Attorneyでいうところの身体関係の委任を受けているわけではありません．また，私も医師として鑑定書を書いたことが何回かありますが，かなり大変な手続きでした．少なくとも日常の医療の現場で医療やケアに関わる代理意思決定者を随時決めることには利用できないと思われます．

第5章 「人生最終段階の意思決定を支援します！」─そういうあなたはどんな人？

　財産関係と身体関係，なぜこのように分けているのでしょうか？　私にはその真相はわからないのですが，医療現場を想定したときに，この2つに分ける意味は見出せます（先ほどやってもらったワークのイメージを思い出してください）．何が言いたいかというと，こんなことってあるのではないかということです．

> 代理意思決定者かあ，お金のことについては息子がしっかりやってくれそうだな．でも，息子が俺の身体のことを気遣ったり，気持ちをわかってくれるとは思えない．そっちは娘のほうかもしれないな

　ね，ありそうでしょ．日本ではこの部分の法的整備もありませんので，最終的に代理意思決定者の指示の仕方は現場に任されるところではあるのですが，少なくとも代理意思決定者（≒キーパーソン）を一人に絞る必要はなさそうです．むろん，多人数になれば，代理意思決定者間の信念対立が起こりうるので，バランスが必要ではあります．

 当事者にはたらきかける

　● 「エンディングノートは一人で書いちゃだめ！」？
　人生の最終段階の意思決定があるべき方向に向かうためには，ここまで考えてきたように，意思決定を支援する側，とりわけ医療者が，意思決定の原理を知り，価値観に触れるコミュニケーション技術を持つことが大切です．そのためにこの本があるのでしたね．しかし，すべての医療者のコミュニケーションがよくなったとしても，実はまだ目標の半分しか達成されていません．
　コミュニケーションは常に相手があるからです．ここでいう相手とはもちろん患者さんであり，意思決定をする当事者のことです．意思決定をする人が自らのことを考え表明できる，そんな社会になること，そして，それを支援する側が適切な知識と技術を持つこと，この2つはまさに車の両輪と言っていいでしょう．両方がうまくいかないと，あるべき意思決定のできる社会にはなりません．

本邦における今後のACP
■ 国民の意識とニーズの高まり ■ 医療者の意識と対応の変化

図2　アドバンス・ケア・プランニングを実りあるものにするために

　日本緩和医療学会が行っているPEACEプログラムの「M-12 アドバンス・ケア・プランニング」の作成を私が担当したと書きましたが，最後のスライドにどうしても書いておかなければと，無理を言って図2に示すスライドを1枚入れされてもらいました．

　ここで示した2点が今でも大事だと思っており，双方（当事者側，医療者側）にはたらきかける活動をしています．当事者側はすなわち，患者さん，もしくはこれから患者さんになる可能性のある一般市民です．市民向けの講演会も多数回やらせていただきました．

　いわゆる「終活」は一種の流行りにもなっていますし，どの自治体も今後の高齢化の進行，多死の時代に，どう対応していくかに悩んでいますので，時代のニーズと一致したということもあるのでしょう．市民向けの講演会の際には，たとえば「エンディングノートは一人で書いちゃだめ！」「話し合って決める人生の花道」などというタイトルをつけて，自身のエンディング，終焉を考えることを促すような話をしています．

　ここまで読んでいただいた読者の方にはタイトルからお察しいただけると思いますが，これはアドバンス・ケア・プランニングを一般向けに表現したものです．自分の意思を指示書に書くだけでは，何も担保されないことは，既に見てきたとおりですので（「エンディングノートを書いてみよう！」みたいなセミナーもありますが，なんだかなあと思っしいます．いえ，まったく意味がないとは言いません），いかに話し合うか，というところに主眼をあてた話になっています．

第5章 「人生最終段階の意思決定を支援します！」―そういうあなたはどんな人？

コラム　エンディングノートってこんなもの

　世は"終活"流行り．残りの人生をよりよく生きたり，残された人が困らないように，葬儀や相続などを準備しておく人が増えています．終活は2009年頃に週刊誌が作った造語でした．その後，2011年に公開されたドキュメンタリー映画「エンディングノート」で一躍話題となり，終活もエンディングノートもほぼ一般用語と化しています．

　少し前にエンディングノートの研究をしました．実に50冊のエンディングノートを買い込み，どんな内容で何を書くことになっているかを調べたのです．おそらく最も多くエンディングノートを見た人間の一人でしょう．

■さまざまなエンディングノート

　エンディングノートには多くの種類があります．まずは葬儀準備系，そもそもエンディングノートの始まりは，葬儀会社が生前に葬儀をプランニングする取り組みから始まったようなので，この葬儀準備系が数としては多かったです．他には遺書・相続系，ファイナンシャルプラン系，思い出・日記系，自己啓発系，そしてリビング・ウィル系などがありました．タイトルもバリエーションに富んでいます．「生きて逝くノート」「終活ブック」「自分史ノート」「ライフメモリー」「もしもノート」などなど．

　このようにさまざまなタイトルがつけられているエンディングノートですが，50冊も見ていると，その内容には決まったパターンがあることがわかってきました．次の5つに分類することができそうです．

　①**自分史・家族史**：基本プロフィールや家系図，自身の性格や，夢，目標，かかりつけ医や健康診断の結果など，自分のことについて書く場所が多くのエンディングノートに用意されています．

　②**私的遺言**：葬儀や埋葬についての希望．葬儀社の指定や葬儀の費用，戒名や遺影をどうしたいか，入るお墓や埋葬方法，喪主，弔辞，式で流す音楽の指定，棺桶に入れて欲しい花の種類（！）まで，かなり細かく指定するようになっているノートもありました．また，いわゆる公的な遺言書に書くような情報だけではなく，遺言書には書かないような（それで私的遺言と言います），形見分け，寄付，残していくペットについてのお願いなどが示しておけるようになっています．これはつまり，自分が死んだ後のことについての希望ですね．

160

③備忘録：不動産，動産（貴金属や書画骨董），株，有価証券，加入している保険や年金，各種カード，パソコンやインターネット（ブログやSNS含む）などの情報を書き込むようにできています．数だけ増えていくパスワードの情報などは生前でも役立ちそうですし，自分の死後，家族に見られたくない情報もパソコンにありそうですもんね．

④リヴィング・ウィル：医療者としては一番気になる情報です．延命治療の希望だけではなく，介護の意向（どういう施設に入りたいか），また，がんなどになったときの告知の意向，後見人についてなどを含んでいます．しかし，たとえば「がんになったら告知をどうしてほしいか」に関して，すべてしてほしい／してほしくない，みたいな感じの，かなりざっくりとした書きっぷりのものが多く，医療者から見ると，正直言って役立たないものが多く見られました．

⑤贈る言葉：家族，友人，大切な人へのメッセージを書く場所です．言葉，文章で書くようになっているものだけではなく，写真を貼り付けられるようになっているものや，たとえばお母さんが，残していく子どもに"おふくろの味"のレシピを付けられるようになっているものなど，ものによってさまざまな工夫が凝らされています．

エンディングノートの課題≒人生最終段階の意思決定の課題

エンディングノートをたくさん見ていると，課題もわかってきました．エンディングノートの課題というよりは，人生最終段階の意思決定についての課題と言ってよいものです．

まずは，先ほどの告知をしてほしい／してほしくないに代表されるように，YES/NOの選択肢に縛られたものが多いということ．人間の意向はそのように2分割できるようなものではなく，答えは常にその間にあるのですからね．この聞き方だとその人の真意は伝わってこないのです．それが第一の課題．

そして，リヴィング・ウィルの部分の記載が稚拙で不十分であること．棺桶に入れる花を選んでおくことを否定はしませんが，自分が生きている間に行われる医療やケアについて，もっと話題にするべきだと，現場を知っている私はどうしても思ってしまうのです．それが第二の課題．

最後の課題として，やはり一人で書くことが想定されているということ．本文で論じてきたように，人生最終段階の話題は，ぜひ家族と話し合い，それによって信頼関係を深めてほしいものですからね．家族と話し合いながら書いていく，そんなエンディングノートを作りたいと思っているところです．

第5章 「人生最終段階の意思決定を支援します！」―そういうあなたはどんな人？

● 支援する側になって考えてもらう

　今でも市民向けの講演を行っているのですが，2年くらい前から，私の中でひとつの気づきがあり，話す内容は大きく変わらないのですが，持っていき方といいましょうか，メッセージの方向性が大きく変わってきています．それは，参加した市民に，エンディングノートを書く本人，終活をする当事者になってもらうのではなく，それを支援する役割側をイメージしてもらうようにしたことです．つまり，代理意思決定者になることをシミュレートしてもらうのです．なぜなら，多くの人が，自身の人生の最終段階より先に，誰かの（多くは家族）人生の最終段階における代理意思決定者になるからです．

　意思決定に支援側として関わるのは，私たち医療者ですが，代理意思決定者を含む家族も同様です．私たち（医療者と家族）は，ともによき意思決定の支援を考えていくパートナーといってよいでしょう．だから，市民に人生最終段階の意思決定の話をする際には，自身の終活にフォーカスするのではなく，医療者が聞くときと同じように，いかに支援するかを考えてもらうようにしているのです．

ベスト・インタレスト

● 英国の成年後見制度

　医療者はともかく，一般市民に意思決定の支援者としてのあり方を考えてもらい，「形」を身に着けてもらうことは，なかなか難しいだろう，そう思うでしょう．しかし，見本がないわけではないのです．

　アドバンス・ケア・プランニングが意思決定能力のあるうちに自身の将来の決定を担保しておく取り組みだとすれば，意思決定能力が既に低下している人の決定を支援する取り組みは成年後見制度です．先に述べたように，日本の成年後見制度は，財産管理を中心に展開されていて，支援の姿勢は後見人や国による（主として）高齢者の「保護」の意味合いが強く，当事者の意思決定「支援」の観点はまだ不足しています．そんな中，本人の価値観を重視し，本人を中心とした成年後見の取り組みの成功例として注目されているのが，英国の現行の成年後見制度（2005年意思決

定能力法：The Mental Capacity Act 2005）です．以下，文献を参照しながら話を進めます[2]．

The Mental Capacity Act 2005で特筆すべきは，**代理意思決定者の行動指針として，ベスト・インタレスト原則を置いた**ことです．代理意思決定者として，本人の意思決定を支援する際には「本人のベスト・インタレストを実現するようにしなければならない」と，支援者の姿勢・態度を法律に明文化したのです．これは医療者に向けたものではなく，むしろ一般の人が代理意思決定者になるときのためのものです．

ベスト・インタレストは，「（本人にとっての）最善の利益」と訳されていることが多いようです．ここでいう「利益」は，もちろんお金の話ではなく，本人がよいと思うこと全般です．他人が「よかれ」と思ったことではなく，**本人の価値観に照らして，本人が「よい」と思うだろうこと**，そういう意味です．

The Mental Capacity Act 2005には，ベスト・インタレストを考えるためのチェックリストが用意されています．これは，あくまで成年後見のために用意されたものではありますが，その内容は本人，当事者の尊厳や権利を守るという目的で一貫していて，意思決定能力低下の有無によらず，意思決定を支援する人が持つべき態度の本質をついています．そこで，The Mental Capacity Act 2005のベスト・インタレストアプローチを，私たちが人生最終段階の意思決定を支援する際の，態度・姿勢の「形」とすることにしましょう．つまり，この「形」をなぞれば，自動的に本人のベスト・インタレストを大事にした意思決定の支援ができているということになります．

●7つのチェックポイントの解説

ベスト・インタレストのチェックシートは7つのチェックポイントから成り立っています（**表5**）．以下でそれぞれ説明を加えます．

第5章 「人生最終段階の意思決定を支援します！」──そういうあなたはどんな人？

表5　ベスト・インタレストのチェックシート

① 本人の年齢や外見，状態，ふるまいによって「ベスト・インタレスト」の判断が左右されてはならない
② 「ベスト・インタレスト」の特定に関係すると合理的に考えられる事情については，すべて考慮したうえで判断しなければならない
③ 本人が意思決定能力を回復する可能性を考慮しなければならない
④ 本人が自ら意思決定に参加し主体的に関与することを許し，促し，また，そうできるような環境をできる限り整えなければならない
⑤ 生命維持に不可欠な治療を施すことが本人の「ベスト・インタレスト」に適うか否かの判断が問題となっている場合には，絶対に，本人に死をもたらしたいとの動機に動かされてはならない
⑥ 本人の過去および現在の意向，心情，信念や価値観，その他本人が大切にしている事柄を考慮に入れて，「ベスト・インタレスト」が何かを判断しなければならない
⑦ 本人が相談者として指名した者，本人の世話をしたり本人の福祉に関心を持ってきた人々，任意後見人，法定後見人等の見解を考慮に入れて「ベスト・インタレスト」が何かを判断しなければならない

❶**本人の年齢や外見，状態，ふるまいによって「ベスト・インタレスト」の判断が左右されてはならない**

　ベスト・インタレストは，その人によって個別に判断されなければいけないものです．年齢や状態からステレオタイプなイメージで決定を判断してはいけません．たとえば「もう高齢だから，延命処置はきっと望まないだろう」とか，「こんな状態なら自宅での療養はあきらめているだろう」などといった推測による決めつけを支援者がしてはいけません．

❷**「ベスト・インタレスト」の特定に関係すると合理的に考えられる事情については，すべて考慮したうえで判断しなければならない**

　たとえば，療養先について話し合うときに，住んでいる場所，家の構造，家族との関係性，住処に関しての本人の愛着の程度（たとえば仮家に引っ越したばかりの場合と，長年住み慣れた持ち家では，愛着の程度が違うであろう）など，関係する情報や本人の意向をなるべくすべて考慮に入れる必要があります．私など，患者さんが新規に紹介されて，まず確認するのは住所だったりします．

❸本人が意思決定能力を回復する可能性を考慮しなければならない

意思決定能力は「構造（全体像）」ですから，時間とともに変化するものです．既に述べたように，もともと意思決定能力の低下がない人であっても，悪性疾患の診断や，既存の治療が無効であることなど，悪い知らせの告知直後には，ある意味で意思決定能力が一時的に低下しているとみるべきです．逆に意思決定能力の低下が認められていた人であっても，そのときの調子によって意思決定能力が回復するときがあります．本人の意思決定能力が最大になっているタイミングを見計らって，話し合うようにしましょう．

❹本人が自ら意思決定に参加し主体的に関与することを許し，促し，また，そうできるような環境をできる限り整えなければならない

話し合いに対する本人の関与を最大限にするよう配慮しなければなりません．それはタイミングへの配慮であり，話し合う環境への配慮でもあります．たとえば家族への遠慮が強く，家族の前では本音を話しづらそうにしている人がいれば，あえて家族と別に本人の意向を聞く場を設けたり，一方の家族には本人のベスト・インタレストを考えることの大切さを説いたりする必要が出てくるでしょう．

❺生命維持に不可欠な治療を施すことが本人の「ベスト・インタレスト」に適うか否かの判断が問題となっている場合には，絶対に，本人に死をもたらしたいとの動機に動かされてはならない

もともとこのベスト・インタレスト原則を用いることが主に想定されているのは，医療者ではなく，後見人や介護者といった一般人です．一般人である代理意思決定者が「間違い」を起こさないように，この部分は強い表現になっているものと考えられます．「きっとつらいだろうから，死んだほうが本人のため」と言って本人を死に至らしめるのは慈悲殺であり，どの国でも認められない行為です（いわゆる安楽死が認められている国であっても）．

この項目はベスト・インタレスト論が容易に慈悲殺に振れないようにしている意義があるのだと思います．

第5章 「人生最終段階の意思決定を支援します！」—そういうあなたはどんな人？

❻**本人の過去および現在の意向，心情，信念や価値観，その他本人が大切にしている事柄を考慮に入れて，「ベスト・インタレスト」が何かを判断しなければならない**

　ここが，ベスト・インタレスト論のキモとなる部分です．価値観コミュニケーションを学んだみなさんには，理解は容易であると思いますが，本人のベスト・インタレストを特定するということは，本人の意見や意向をそのまま採用することではありません．意見の背景にある理由，もしくはその意見を裏づけしている本人の価値観を明らかにし，それらの重層的な情報に基づいて「本人にとって」最善と考えられる決定を導くことです．

　たとえば，ずっと自宅で療養したいと言っていた人が，急に「病院で過ごしたい」と言ってきたとします．表面上の結論だけしか知らなければ，大きな心変わりということになりますが，とても家族思いで，自分のことよりも家族を優先させる価値観を持っていることを知っていれば，身の回りことに手助けが必要になり，家族の手を煩わせるくらいなら，病院で世話をしてもらおうという決断をしたのだとお互いに納得できることでしょう．

　人の心は移ろいゆくものです．その中でよき意思決定をしていくには，このように，本人の価値観が共有されるように話し合いのプロセスを作っていくことが何より大切なのです．

❼**本人が相談者として指名した者，本人の世話をしたり本人の福祉に関心を持ってきた人々，任意後見人，法定後見人等の見解を考慮に入れて「ベスト・インタレスト」が何かを判断しなければならない**

　本人の意思決定能力が低下している場合には，周囲からの「本人に関する」情報が必要になりますが，**実は，本人に意思決定能力が十分あるときにも大切な姿勢**です．なぜなら，自分のことはよくわからないというのも世の常だからです．つまり，本人の価値観は本人だけに聞いてもよく見えてこないことがあります．だからこそ，本人に関する情報，本人の考え方の癖や価値観を知っている可能性が高い人から広く情報を集めることが有用なのです．

ただし，その際，あくまで「本人にとっての」ベスト・インタレストを見つける協働者であることを確認することが必要でしょう．相談者自身の利益を追求したり，後見人が自分の考えを反映させることを目的にしたりしないように注意が必要です．

意思決定に同席する場合，および代理意思決定者となった場合には，上記のベスト・インタレストのチェックポイントを参照しながら支援をするのがよいでしょう．繰り返しますが，この件に関しては，医療者も家族も一般市民も同じ立ち位置です．協働して本人にとってよき意思決定を目指しましょう．

次章でいよいよ人生最終段階の意思決定，その話し合いの実践について取り上げます．

● 文献

1) Grisso T, et al：Assessing competence to consent to treatment：A guide for physicians and other health professionals, Oxford University Press, 1998〔トマス・グリッソほか（北村總子ほか訳）：治療に同意する能力を測定する—医療・看護・介護・福祉のためのガイドライン，日本評論社，2000〕
2) 菅　冨美枝：イギリス成年後見制度にみる自立支援の法理　ベスト・インタレストを追求する社会へ，ミネルヴァ書房，2010

人生最終段階の意思決定の実際
―これまで学んだことを実践に

あなたが意思決定支援のチームリーダーになったのでしたね．例の後輩，また声をかけてきたようですよ．

> **後輩** せんぱい．またアドバンス・ケア・プランニングのこと，相談乗ってもらっていいですか？
> **あなた** うん，いいわよ．
> **後輩** アドバンス・ケア・プランニング，実際にどうやったらうまくできるのか，早く教えてもらいたくて．
> **あなた** ふーん，もちろんいいけど．なんだか急いでるのはどうして？
> **後輩** 5号室の木村さんいるじゃないですか．アドバンス・ケア・プランニングの話し合いをしたほうがいい時期なんじゃないかって．
> **あなた** なるほど，実際に支援する人がいるから，具体的なやり方に関心があるというわけね．たしかに，木村さんはいいタイミングだと私も思うわ．

第6章 人生最終段階の意思決定の実際―これまで学んだことを実践に

> **後輩** はい，本人からもこの先のことを相談したいと言ってきているので．
> **あなた** 木村さんとの関係性はどうなの？　話し合える関係性にある？
> **後輩** 自分で言うのも変ですけど，木村さんとはいろいろ話せる関係ができてるかなと思ってます．
> **あなた** それなら大丈夫そうね．じゃあ，具体的にどうやったらいいか，一緒に考えましょう．
> **後輩** なんだか，今日のせんぱい，いつもと違ってたのもしいですー！
> **あなた** こらこら，いつもと違うってのは余計よ．

　いやあ，「あなた」，ずいぶんと余裕のある対応ができるようになりましたね．後輩の関心・価値観がどこにあるのかを尋ね，それに応じてコミュニケーションを変えようとしている．そして，後輩が患者さんと話し合える関係性にあるかをちゃんと確認してから，アドバイスをしようとしている．素晴らしい！　ここまでの第1～5章の記述がちゃんと活かされています．

　本当にずいぶんとお待たせしました．この本を購入いただいた人の多くは，人生最終段階の意思決定の支援を"具体的にどうしたらいいのか"それを知りたかったんですよね，きっと．なかなか本題に入らずにやきもきしたことでしょう．しかし，ここまで読んでくださったのであれば，実践に入る前に，どの章も必要なものだったと，ご理解いただけているのではないかと思います．

　本章では，人生の最終段階における意思決定の実際，話し合いの実践について述べていきます．みなさんの実践に直接結びつく章です．最後までお付き合いください．

1 「正治さん」の例

　実践について提示するには，事例を立てて進めていくのがわかりやすくていいと思います．ただ，前から思っていたことなのですが，

1 「正治さん」の例

【事例】　60代男性
【診断】　肺腺癌 stage IV
【経過】　20XX年Y月：咳嗽で近医受診し異常陰影指摘…

みたいなよくある事例の書き方って，なんだかその人の顔が見えてこないというか，堅苦しいというか，どうにもいい印象がないんですよね．少なくともその人の心情はほとんど伝わってこない．そこで，今回，小説風に事例提示することに挑戦してみました．そうですね，題して「自分との約束」．

自分との約束

　外では複数羽のカラスがうるさく鳴いている．
「ああそうか，今日は燃えるゴミの日だ」
　一人そうつぶやきながら正治はやっとのことで布団から脱出した．

　ここ3ヵ月ほどは，どうにも身体がだるく，調子が出ない．新しく始まった飲み薬の抗がん剤のせいであることはわかっている．医師もたしかそんなことを言っていた．
　ただ，医師が軽妙に放った「ま，そういうこともあります」という台詞と，今，身体が感じ取っている「倦怠感」には大きな開きがある．
　そのギャップが，正治をより憔悴させるのだった．

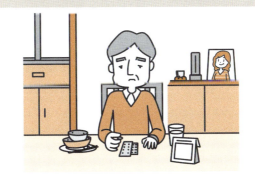

第6章 人生最終段階の意思決定の実際—これまで学んだことを実践に

　だるさを感じながらも，およそ15分で一人分の朝食を作り終えた．そのまま流れるように，食卓を準備しおもむろに食べ出す．この生活スタイルはもう10年続いている．

　ゴミ袋を括りながら正治はまたつぶやいた．
「なあ，景子，そろそろそっちに逝ってもいいかな」
　慌ててこう付け加える．
「いや，自分で命を，とかそういうんじゃないぞ」
　自分で自分に言い訳したみたいで，しばし苦笑した．

　ゴミを出しに行くついでに，久しぶりに近くを散歩することにした．今年は例年より雪解けが早かったので，散歩するのに支障はない．それでも，日陰には雪が残っており，まだ肌寒い．上着を持ってこなかったことを正治は後悔した．

　先月は財布を落として交番のお世話になった．一昨日はパンを焦がした．昨日はお風呂の水をあふれさせた．こんなふうに，最近はどこか抜けている．
　もともと楽観的な性格ゆえ，たいして気にしてはいない．失敗を覚えているだけ，まだマシなのではないかとすら思っている．ただ，そんな正治でも，懸案の「倦怠感」を考え合わせると，病気が進行していることを実感せずにはいられなかった．

　今日は通院日だ．予約の30分前には病院に着いた．通常，予約から1時間以上は遅れて呼ばれる．それはそこにいる患者，誰もがわかっていることだった．たまに，予約時間と違う！とまくしたてる者がいるが，たいていの人はもう諦めていた．

　ちょうど11時に，正治の名前が放送で呼ばれた．予約表に書い

てある時間も11時.
　珍しいこともあるものだと思いながら，診察室のドアを開けた.いつもと同じ医師が，いつもと同じ格好でそこに座っていた．しかし，いつもと違って，どこか畏まっているように見えた．

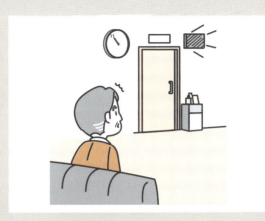

「調子はどうですか」
　医師は，いつもの決まり文句で話を始めた．
「まあ，相変わらずです」
　正治も思わず，いつもと同じ言葉で返した．本当は「倦怠感」が強くなっていることを言えばよかったのだが，いつもの言葉にはいつもの言葉で返す，それが大人のたしなみだ．正論のようで，でもよく考えてみると内容の薄い，そんな理由が頭に浮かんだ．

「今日は，ですね，先日のCTの結果をお伝えしようと思いまして」
　医師の表情はさらに硬くなったように見えた．
「まあ，その，つまり，申し上げにくいのですが，がんは大きくなっています」
「肺の転移も増えてます，ほら，ここです」
　何度も見た，いや見せられた，自分の身体の中の写真だ．どこがどの臓器かは十分わかるようになっている．濃淡の違いで，がんが

第6章 人生最終段階の意思決定の実際―これまで学んだことを実践に

　どこにあるのかもわかるようになっている．正治は黙って聞いていた．

　医師は沈黙を嫌がるように言葉を続ける．
「今内服している抗がん剤は効いていないということです．おわかりですか」
　その先を言いづらそうにしている医師を見て正治は思わずこう切り出した．
「先生，それは，もうこれで治療は終わり，そういうことですよね？ だんだん身体の調子も悪くなってましたし，おそらく進行してるだろう，そう自分でも感じてましたから」

　医師はホッとしたような表情を見せ，こう言った．
「そうですか，いえね，これ以上の抗がん剤は身体のためにもならないと，私も思っていたんですよ．そうですよ，これ以上はやめたほうがいい」
　急に滑らかな口調になった医師を一瞬だけ疎ましく思ったが，一方で，どこか晴れ晴れとした気持ちも味わっていた．

　普通に考えれば，もう治療法がないというのは，よい知らせではないはずだ．しかし，正治にとって大事なのは，知らせの良し悪しではなく，見通しが立つかどうか，そちらのほうだった．なんなら妻のもとに早く逝きたいと思っているくらいのものだ．この後の人生の長さを問題にする気はさらさらなかった．それよりも，人生最後のことくらい，自分でちゃんと決めておきたい，そのこだわりのほうが強かった．

　医師が思い出したように畏まった様子を正治は感じ取っていた．その声は，抗がん剤が効いていない，と言ったときのトーンに戻っていた．

「あの，ですね……，そうなると，いえ，こちらとしても，少々言いづらいことなのですが，今後のこと，いえ，最後のことも含めて，できれば話し合っておくのはどうかと思うんです」

　医師は申し訳なさそうにそう言った．

　申し訳なさそうにしている医師を少しだけかわいそうに思い，正治は努めて明るくこう言った．

「先生，私ひとり者ですから，いろいろ決めておきたいと思ってまして，流行りの終活っていうんですか，そういうことをね」

　医師の表情は緩まなかったが，かまわず続けた．

「いわゆる延命治療っていうんですか，あれはやめてほしいと思っていまして．食べれなくなったら，そのまま何もせずにしてくれていいですし，最後，呼吸器って言うんですか？　ああいうのもご免です」

　それに対して医師が聞き返してきた．

「なるほど，そのことですね．一口に延命治療といっても，どこまでを指しているのか，そこをはっきりさせていかなければなりませんが，大枠はわかりました．ところで，どうしてそんなに延命したくないと思うんですか？　いえ，そういう人も少なからずいるんですが，どんなふうに考えているのか聞いておきたくてですね」

　急に対応上手になった医師に驚きながらも，正治は10年前に妻を亡くしていること，それからの生活，考えてきたこと，そんなことを話した．

　それに対して，医師もこんな話をした．正治にとっては想定外だ．

「私自身のことは言うべきではないかもしれませんが，少しだけ話させてください．実は，半年前に父を亡くしまして．同じ病気でした．自分の専門の病気だったのに，そう思うと，どうしても後悔はあります．どうして気がついてあげられなかったのかとか，もっと

第6章 人生最終段階の意思決定の実際―これまで学んだことを実践に

最後,ちゃんと看てあげればよかったとか……．いえ,もちろん罪滅ぼしで患者さんを診るわけではありませんが,きちんと患者さんと向き合って話をしなければと,より強く思うようになったのは確かなんです．いや,本当,私自身のことは余計でした」

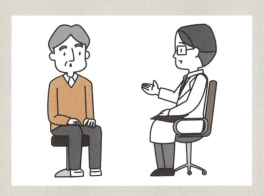

　これまで,この医師はどちらかというと,ぶっきらぼうというか,冷たい印象があった．しかし,今日はどこか違う．なんというか"腹を割ってくれている"気がする．その理由がわかった気がして,正治は心の中で膝を打った．

　お互いに"腹を割った"せいか,その後も,いろいろなこと,つまり「人生の話」をその医師とした．うまく会話を誘導してくれる医師に感心しながらも,元来が皮肉屋の正治は「こんなにちゃんと話せるんなら,もっと前からしろよな」こっそりと,聞こえないようにそう突っ込みを入れた．

　最後に医師が付け加えた．
「ところで,さっき,ひとり者と言っていましたが,カルテの情報には,息子さんが一人おられると書かれているのですが……家族がいらっしゃるなら,こういう話は一緒にされるほうがいいと思うんですけど」

「息子……，ですね．ええ，息子はいました．いや，死んではいないと思いますが．妻が死んでから，恥ずかしながら折り合いが悪くなりましてですね，もう勘当同然に出ていって，それっきりなんです．家族っていう家族じゃもうありませんよ」

「どうしても，家族がいたほうがいいということであれば，私の叔母がいます．父方の兄弟の一番末っ子でして，私と年が近いんですよ．普段は連絡取ってませんがね」

　ここまで書いたところで，それ以上ペンが進まなくなった．それは体力と気力，両方の問題に違いなかった．

　医師と終活の話をしてから3ヵ月が経っていた．今，正治は病室におり，いわゆる世間で言うところの闘病記を書いている．文章を書くことはどちらかというと苦手なタイプであったのだが，人間，いつどこで何を思い，何をやりだすか，自分にもわからないものだ．

　あの話し合いで語った正治の思い，意思は今も変わらなかった．無用な延命は今でもしてほしくないと思っているし，ことあるごとに病院のスタッフには伝えていた．内容を確認するため，つまりスタッフを信用していないから繰り返し話しているのではなかった．一旦ぶっちゃけてしまえば話すことに抵抗はなくなっていたし，何より，話せば話すほど，自分の決めたことへの納得度が上がっていく，そんな気がしたからだ．

　正治は，そう自己分析した．

　ちょっとまどろみかけたそのとき，目の前に見たような人間が立っていた．ひどく疲れていたし，寝入りばなだったので，最初は夢でも見ているのだと思っていた．しかし，それがだんだん現実であることがわかると，正治の表情はみるみるうちに険しいものになった．

第6章 人生最終段階の意思決定の実際―これまで学んだことを実践に

　そこに立っていたのは，もう何年も連絡を取り合っていない，息子だった．
「今さら何をしにきた！！」
　そう言いかけたが，正治は言葉を止めた．息子の傍らに，見たことのない女性がいたからである．若い二人が親しい関係であることは，誰の目からも明らかだった．それだけ，この二人からは，穏やかで微笑ましい，そんな雰囲気が漂っていた．その雰囲気がわかったからこそ，正治は言葉を止めるに至ったのであろう．

　家を出ていったときのような刺々しさは，今の息子からは感じられなかった．久しぶりに姿を現した息子からは，余裕が感じられたし，男親が息子に使う表現としてはおかしいのかもしれないが，どことなく包容力があるように思えた．その包容力は，父親との長年の確執を一瞬にして溶かすくらいのものであった．
　こちらが，弱っているだけかもしれない，正治はそう思ったが，とりあえず，自分の中に不思議と湧いた穏やかな気分に身を任せることにした．

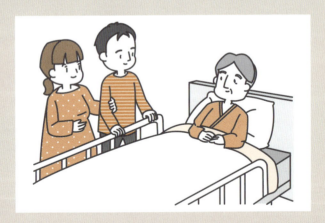

　一緒にいた女性のことは婚約者であると息子は言う．服の上からでもお腹が大きいことは明らかだった．それもこれも，今の正治に

はごく自然に受け入れられることであった．つまり，もう少しで正治はおじいちゃんになる，そういうことだ．

　ここで正治は困ってしまった．自分の中の矛盾に気がついたからである．息子と，娘になるであろう人，そして未来の孫の来訪は予想だにしていないことであった．もちろん，普通に考えれば，よい知らせに違いない．実際に正治の心の中には，うれしさ，誇らしさ，楽しみ，幸福感といったものが混在した感情が起きていたし，今の今までそれは続いている．それは，正治自身，認めざるをえないことだった．

　しかし，そのプラスの感情はひとつの問題も生むことになった．それは，正治がこの短時間で「もっと生きていたい」そう思うようになったことである．見通しを立て，将来を計画する，それが正治にとって何より大事なことだった．病院の医師や他のスタッフがどう思っていたかはわからないが，「延命しない」ということは，少なくとも正治の中では，考えに考え，自省を繰り返して決めた自分に対する曲げられない，いや，曲げたくない約束だった．
　自らに取りつけた固い約束が，一瞬にして反故にされる，そういう問題が起きたということなのだ．

 ## 話し合いの前に必要な2つのポイント

　正治さんの物語は典型例ではないかもしれませんが（というより，人生最終段階の話し合いに「典型例」などないのかもしれません），この物語をかいつまみながら，この本の最後のタスクとして，人生の最終段階に関わる意思決定，およびその支援の実践について，必要なことを考えていきたいと思います．

第6章 人生最終段階の意思決定の実際—これまで学んだことを実践に

> ここ3ヵ月ほどは，どうにも身体がだるく，調子が出ない．新しく始まった飲み薬の抗がん剤のせいであることはわかっている．医師もたしかそんなことを言っていた．
> ただ，医師が軽妙に放った「ま，そういうこともあります」という台詞と，今，身体が感じ取っている「倦怠感」には大きな開きがある．

　私たちは残念ながら患者さんそのものになることはできません．あくまで他者は他者，どんなに共感力が強い人であろうが，そこには常にギャップがあります．ゆえに，私たちは患者さんの苦痛やつらさを過小評価する，そう思っていたほうがいいと私は考えています．正治さんの倦怠感のように，医療者にとっては"よくあること""普通のこと"であっても，患者さんにとっては初めての経験であり，かつ（医療者が）思った以上にその症状がつらく，生活に影を落としていることがあります．当然のことながら，そのとき，患者さんの意思決定能力は，"私たちが思っているよりも"十分ではないと考えるべきです．もちろん，だからといって，どんな意思決定に際しても，代理意思決定者を同席させよ，と言いたいのではありません．
　私たちがしなければいけないのは，①患者さんを他者と認識することと，②苦痛症状をできるだけ緩和すること，の2点です．

患者さんを"他者"と認識する

●熱心な医療者が陥りがちなパラドックス

　1つ目のポイントの患者さんを他者と認識することについては，なんなら宇宙人と思え，ということでしたね（p93参照）．
　私たちが患者さんのことを知ろうとすればするほど，また実際に知っていくほど，その患者さんのことをわかったような気になっていきます．もちろん，その"患者さんを知る"という営みは医療にとって，そして意思決定の支援にとってなくてはならないものです．ですから，これは，ある種のパラドックスなのです．しかも，患者さん思いの，熱心な，

いわゆる"よい医療者"ほど陥るパラドックス．患者さんのことをよく知るように努力しよう，でも患者さんのことをよく知っているとは思わないようにしようということですから．言葉上は矛盾してはいるものの，態度と行動を分けると考えれば，この2つは共存させることが可能です．

　すなわち，間違っても他者である患者さんのことを全部知ることができるなどと思わずに（そういう態度を持ちつつ），しかし，できる限りその患者さんのことを知るという行動は続ける，そういうことです．

●戦略的ニヒリズムの姿勢で臨む

　この態度を「戦略的ニヒリズム」という言葉で表すことができそうです．ここでは意思決定の支援者としてのあり方にも関わることですので，改めて説明を加えておくことにしましょう．おいおい，ここまで来てまた哲学かよ，と思うかもしれませんが，安心してください．これは超「実践的」な哲学です．

　結局，患者さんのことは全部知ることはできないのだ，そう言われたら，なんだか元も子もないじゃん，と思っている人がいるでしょう．こうした"寄る辺のなさ"は，私たちが唯一の真実，完璧なものを追い求めていたにもかかわらず，それが達成されないとわかったときに起こりえます．完全なもの，唯一の真実を求めるのは，モダニズムの一つの特徴ですから，モダニズム的な人はその真裏であるニヒルに陥るリスクが高い人と言えます．その逆に，第2章で触れたように（p39），ポストモダニズムが行きすぎても，物事はどうせ相対的なもので，真実なんてないんでしょ，と，やはりニヒルに陥ってしまいます．だから，モダニズムが強い人も，ポストモダニズムが強い人も，どちらの人にも，あえてニヒルなところからスタートするという戦略的ニヒリズムの"態度"が有用なのです．

　戦略的ニヒリズムはニーチェ（1844～1900）まで遡ることができるようですが，詳細は他書に譲ることにしましょう[1]．世の中のすべてのものは疑わしい，所詮は人それぞれだ，としか思えないとニヒルになるのも当然です．しかし，どうしてニヒルになってしまうのかよく考えてみると，前提として完全性を信じていたからということに気づかされま

第6章 人生最終段階の意思決定の実際―これまで学んだことを実践に

コラム 無駄はないのだ～戦略的ニヒリズム的思考

　たとえば，スマホでパズルゲームをしていて，1ヵ月の期間を費やし，アイテムをゲットするために課金もそれなりにしたとしましょう．しかし，最終ステージがどうやってもクリアできない．そして後から，それが製作時のバグであって，誰がやってもクリアできないことがわかったとしたら，きっと「この1ヵ月なんだったんだよ，無駄な1ヵ月だった」と思ったりしませんか．もしくは，この場合だったら，そのゲーム会社への怒りとして，そのやるせなさを表す人も多いかもしれない．しかし，無気力になろうとも，怒りとして表現しようとも，その"寄る辺のなさ"を自分の中で解決できていないという点ではまったく同じです．

す．では，初めから完全性を戦略的に放棄してみようじゃないか．不完全なところから始めて（最終的に完璧な真実にはたどりつけないけれど），完全にどれだけ近づけるかやってみようよ！という（前向きな）態度，それが戦略的ニヒリズムなのです．

　私たちが患者さんのことを知るということも，まったく同型です．"絶対的に他なる者（p115参照）"である他者を完全にわかるなんてことはできない．だからといって，それで腐ってしまう必要もない．完全にはわかってあげられないけれども，それこそ，その人の価値観を含めできるだけ知るように努力し続けよう！そう思えれば，ニヒルになることもないし，患者さんの意思決定を支援する際，「この人のことは私が一番わかっている」と奢ることもないでしょう．

　やり方は簡単．意思決定の支援で患者さんと相対する際，戦略的ニヒリズムという言葉を思い出してから話し始める．それだけです．ほら，実践的な話だったでしょう？

苦痛を緩和する

　私たちがしなければいけないこと，2つ目は痛みを始めとする苦痛症状をできる限り緩和することです．それは，意思決定に臨む患者さんの

冷静に考えれば，その1ヵ月が無駄だったとは言えません．少なくとも暇つぶしになったでしょうし，パズルを解いていくときにある種の喜びを感じていたでしょう．ゲームに熱中して頭がリセットされたおかげで，素晴らしいアイデアが浮かんだかもしれない．まったく無駄ということはないのです．

　問題は，その人が前提として，いや世界のとらえ方として，「完全なもの」を目指していたというところにあります．もともと，このゲームにバグがあることを知っていたとしたらどうでしょう？　完全クリアはできないけど，どこまで点数が上げられるかやってみようという気になったりもしますよね．

　卑近な例ですが，これが戦略的ニヒリズムです．

環境を最適化するということであり，また，患者さんの意思決定能力を最大化するということでもあります．

　痛みやつらい症状があれば，否応なく"余裕"はなくなり，意思決定能力が低下します．たとえば，みなさんが急な腹痛で病院に駆け込んだら，そこにいた医師が，エビデンスを元に5種類の治療法を提案してきた．さあ，そこで冷静に情報を吟味して治療法を選択できる自信がありますか？　たいていの人が否と答えるでしょう．このように，苦痛症状の存在は，その人の意思決定能力を大きく歪めるものです．であれば，大事な意思決定をする前に，患者さんの苦痛症状をできる限り緩和しておかなければ嘘でしょう．痛みやつらい症状がまったくない状態が理想ですが，そううまくいかないときもあります．しかし，少なくとも，その人らしさが歪められるような，強い症状をなんとかしておくことは，意思決定支援の大前提なのです．

　私の行っている緩和ケア外来には，しばしば「意思決定の支援」を主な依頼として患者さんがやってきます．初診日に，目に見えるような「意思決定の支援」を開始することはごくまれです．関係性を築いてから，という理由もありますが，問診をしていくと，どこか具合が悪いところがあるのがほとんどだからです．そのため，できるだけ患者さんがベス

トな状態で意思決定に臨めるよう，まずは症状緩和から開始します．それは痛みであったり，悪心であったり，しびれであったり，不眠であったり，痰がらみであったり，それはもうさまざまです．もし運よく（EBMに基づきながら，経験を重ねていくと勝率は上がっていきます），最初の介入でその症状が楽になったとすれば，関係性も築かれるというものです．

　正治さんの主治医は，正治さんが抱えている倦怠感に気づき，少しでもその症状を緩和してから，意思決定の話題に入るべきだったのかもしれませんね．

　まとめます．**人生の最終段階の意思決定を始める前に大事なこと，1つは戦略的ニヒリズムの態度をとること，もう1つは，苦痛症状を緩和すること**です．

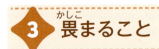

3 畏まること

> ちょうど11時に，正治の名前が放送で呼ばれた．予約表に書いてある時間も11時．
> 珍しいこともあるものだと思いながら，診察室のドアを開けた．いつもと同じ医師が，いつもと同じ格好でそこに座っていた．しかし，いつもと違って，どこか畏まっているように見えた．

　この本は，人生最終段階の話し合いをテーマにしつつ，話し合いやコミュニケーションの本質を考える，そんなコンセプトで書いています．どんな話し合いであっても，その本質は一緒，そういうつもりです．しかし，それでも人生最終段階の話し合いは特別です．意思決定の主役である患者さん本人にとって，人生でそう何回もすることのない，特別な話し合いです．そのため，多少畏まった場を創るほうがいいと考えています．

正治さんの担当医も，普段はなかなか時間どおりに外来を進めること
が難しいのでしょう．その実情も，気持ちもよーくわかります．その忙
しい中で，人生最終段階の話し合いをしなければいけない．その実情も，
気持ちもよーくわかります．そんな中，今回だけは時間どおりに患者さ
んを呼び入れ，ちょっと畏まった態度で座っていた．その雰囲気を感じ
取ったからこそ，正治さんも普段は言わないようなことを語り出したの
ではないでしょうか．

畏まることは，一つ前の面談から始めるのがいいこともあります．

・次の外来のときに，少し先のこと，今後の過ごし方など，そういった
　ことを話しあえればと思っています
・大事な話にはなると思いますので，もしよければ，ご家族，特に○○
　さんのことをよくわかってくれている方がいらっしゃるとよいと思い
　ます

などと，次の面談で人生の最終段階の話し合いをするための，ジャブを
打っておき，また同時に，代理意思決定者の同席を促すことをしてみる
のはいかがでしょうか．

話し合いの当日も，やや畏まった雰囲気をあえて出すことが私は多い
です．たとえば，いつもよりは，少しだけちゃんとしたシャツを着てく
るとか，外来で患者さんを呼ぶときも，ブースの外に出て，直接呼び入
れるとか，まずはそうした形式的なことです（実は直接呼び入れるのは，
人生最終段階の話し合いに限らず私が普段からしていることで，名前を
呼んだときの反応や，立ち上がり，歩き方などで患者さんの調子を見る
ためです）．そして，いつもより少しだけでいいので，丁寧な話し方，
ゆったりとした余裕のある態度を心掛けます．

本当にちょっとしたことですが，"いつもとの違い"を出すことは，人
生の最終段階の話し合いを円滑に導入するために，案外大事なことです．

第6章 人生最終段階の意思決定の実際―これまで学んだことを実践に

4 話し合いはいつから始めるのがよいか

> 　医師は沈黙を嫌がるように言葉を続ける．
> 「今内服している抗がん剤は効いていないということです．おわかりですか」
> 　その先を言いづらそうにしている医師を見て正治は思わずこう切り出した．
> 「先生，それは，もうこれで治療は終わり，そういうことですよね？だんだん身体の調子も悪くなってましたし，おそらく進行してるだろう，そう自分でも感じてましたから」
>
> 　医師はホッとしたような表情を見せ，こう言った．
> 「そうですか，いえね，これ以上の抗がん剤は身体のためにもならないと，私も思っていたんですよ．そうですよ，これ以上はやめたほうがいい」
> 　急に滑らかな口調になった医師を一瞬だけ疎ましく思ったが，一方で，どこか晴れ晴れとした気持ちも味わっていた．

時期の目安（一般論）

第2章で，人生の最終段階をこう定義しました（p16参照）．

> 生命に関わる病気（高齢であることやフレイルも含む）があり，おおむね1年以内に生命に関わるイベントが起こる可能性があるときを人生の最終段階という

では，人生最終段階の話し合いはいつから始めるのがよいのでしょうか．この問いは，人生の最終段階をいつと定義するのがよいのか，とい

う問い以上に難しいものです．ここまで考えてきたように，人生の最終段階の話題は，私たちが患者さんと価値観を交換しあい，信頼関係を得るための，あくまで話し合いのテーマにすぎないと言ってしまえば，それこそいつから始めてもよいし，なるべく早くからやったほうがよいということになります．しかし，物事には時節があるというのもまた世の中の真理でもありますしね……．

人生の最終段階の話し合いの一部である，アドバンス・ケア・プランニングのよきタイミングについては，いくつかの報告があります[2〜5]．まずは，患者さんの状態がよくないとき，また，とりわけ身体状況の大きな変化があったときがよいタイミングとされているものが多いです．また，これは疾患としては主にがんの想定ですが，（抗がん）治療のオプションがなくなったときがよいとされています．逆に，好ましくないタイミングとして，これは患者さんの意向調査の結果からですが，がんの診断時や，抗がん治療の真っ最中であるとしているものがあります．

これらの結果をひっくるめると，人生の最終段階における本人の意向を直接やりとりするアドバンス・ケア・プランニングについてだけ言えば（信頼関係を築く価値観コミュニケーションはもっと早くから行ってももちろんよいと思いますが），早すぎると，深刻味が薄れるし，診断時や治療中など，治療をがんばろうと思っているときは不適切，逆に極端な例であれば予後数日などになってからでは遅すぎる，病状の変化や，抗がん治療をやめる選択をしたときなど，今後のことを考えざるをえなくなったときが，タイミングとしてはよさそう，ということになりそうです．

 ## 早すぎることもある

早すぎてうまくいかなかった例は私も経験があります．

　　吉田さんは血液の悪性腫瘍を患う50代の男性でした．主治医である血液内科医から，まだ治療中ではあるが，いずれ進行するであろうから，人生最終段階の話し合いを含む早めの緩和ケアの介入を

> お願いしたいとの依頼がきました．吉田さんは，大変しっかりした人で，自分のことは自分で知り選択していきたいと考えており，予後についても主治医から包み隠さず話されている状態でした．

　人生の最終段階の話題については，少し関係性が深まってから導入を考えていたため，まずは日常的な会話を外来でしていました．主治医は，吉田さんにも人生最終段階の話し合いをするために緩和ケア科にお願いするということを伝えていましたので，お互いにあたらずさわらずの会話がずっと続いていました．

　その後，主治医の予想に反して，病状は改善し，遂には寛解まで至り，仕事にも復帰しました．おおよそ5年経った現在も緩和ケアの外来通院を続けてくれていますが，あたりさわりのない会話が続いています（ただ，実は吉田さんの妻が，夫の病気をきっかけに適応障害となり，その治療を行っていたので，緩和ケアとしての役割はその意味では果たせたのかもしれません．また，もし今後吉田さんが再発などされた際には，これまでのあたりさわりのない会話で作られた関係性が活かされる，そんなときがやってくるのかもしれませんが）．

5 関係性を意識する（関係性を深める）

　人生最終段階の話し合いのタイミングについて，文献になんと書いてあろうが，最終的にはそのタイミングは人それぞれ，個別のものです．「いつが（一般的に）よいタイミングなのか」という問い方自体が，実はナンセンスなのです．平均的なタイミングがわかったからといって，目の前の患者さんにとってのよいタイミングがそれとは限りませんからね．

　ですから，一旦「どのタイミングがいいのか？」と問うのをやめてみましょう．そのかわりにその患者さんとの関係性に意識を集中させてみましょう．人生最終段階のことを話しあえる関係性を築いているか，それを考えるのです．そしてもちろん，その関係性にないと思ったのであれ

ば，関係性を創っていくことに注力します．関係性ができれば，人生最終段階の話し合いをするタイミングは自ずとやってきますよ．

こんな形で関係性が深められることも

「関係性ができるまでなんて，えらく時間かかるんじゃないの？」とお思いの人もいるでしょう．それが意外と早く築けることもあるんですよ．

> 小川さんは，70代の男性．肺がん術後再発で，呼吸器科でフォローされている方でした．抗がん治療は本人の意向もあって，終了となっていました．私のところには，痛みがあるとのことで紹介になりました．紹介状には，娘さんの意向で本人には予後の話はしないでほしいとの追記がありました．

初診時に何に困っているのかを聞いてみました．もともと寡黙な方のようで，ぽつぽつとしかお話しされませんでしたが，痛みに関してはあまり困っていないこと，実は，朝方やスーパーに行って身体が冷えたときに鼻水が出て困っていると話してくれました．その日は同症状に対して，ロイコトリエン拮抗薬（わりといいんですよ，これが．最近頻用しています）を処方して診療を終えました．

次の外来受診時，小川さんは初診時と打って変わって，ニコニコして部屋に入ってきました．寡黙さは変わらないものの，とにかく笑顔．薬の効果があったみたいでした．その日は，昔やっていた仕事のことや，料理が得意で一人暮らしもあまり困っていないことなどを話してくれました．私も料理をするので，旬のものをどう調理するかで盛り上がったりしました．

3回目の外来には，娘さんが一緒に来られました．その日も小川さんはニコニコしていました．話も終盤になって，娘さんが「うちの父，先生のことが大好きみたいで，これからもいろいろと話を聞いてあげてください．先生にならなんでも話せるみたいで」とうれしいことを言ってくれました．こういうのは医者冥利に尽きますね．予後のことは話さな

第6章 人生最終段階の意思決定の実際―これまで学んだことを実践に

いでくれと言っていた娘さんです．しかし，この段になって，今後のことも含めて話し合える関係が小川さんと築かれたのだと判断しました．今後病気が進行したときのことなど，徐々に話し合っていきましょうと言って，その日の面談を終え，その後の外来で人生最終段階の話し合いを続けていきました．

関係性が築ければタイミングは自然にやってくる

　小川さんと関係性が築けたのは，他の医療者があまり取り合わなかった症状（鼻水）をよく聞いたこと，その症状に対する治療が奏効したこと，自己開示をしながら価値観コミュニケーションを行ったこと，理由はさまざまあったのでしょう．これくらい早く関係性が築けることも，まれならずあるのです．小川さんの例を見れば，関係づくりに焦点をあてた結果，話題を開始するタイミングが自ずとやってきたことがおわかりいただけたと思います．

　繰り返します．人生の最終段階の話し合いを始める際には，タイミングを図ることにこだわりすぎず，患者さんとの関係性を創ることに注力しましょう．

6 人生最終段階の話し合いの導入

> 　医師が思い出したように畏まった様子を正治は感じ取っていた．その声は，抗がん剤が効いていない，と言ったときのトーンに戻っていた．
> 「あの，ですね……，そうなると，いえ，こちらとしても，少々言いづらいことなのですが，今後のこと，いえ，最後のことも含めて，できれば話し合っておくのはどうかと思うんです」
> 　医師は申し訳なさそうにそう言った．

導入は誰でも難しいもの

　正治さんの担当医は，抗がん治療のオプションがなくなったタイミングで，人生の最終段階の話し合いを導入しようとしているようです．この話し合いの導入が，最も悩ましく，難しいところです．会話の中のどの時点で，どんな言葉で，どんな顔で話を持ち掛けたらよいのか．これはもう永遠の悩みですね．

　アドバンス・ケア・プランニングに関して私の師である神戸大学の木澤義之先生は，この導入のときの台詞をノートに書き留めていると言っていました．既にノート1冊分になったとか．何事もさらっとこなしているように見える木澤先生ですが，そのような地道な努力をされていたとは，頭が下がります．

　木澤先生のようにノートに書き留めてはいませんが，私も導入については思うところがたくさんあります．その（会話の中の）タイミングや言い方，態度をよく練ったうえで行わなければいけないのが，話し合いの導入です．

 ## どのような態度で臨めばよいのか

　正治さんの主治医は，とても申し訳なさそうな態度で話し合いを始めていました．もちろん，万人にとってこの態度が望ましいわけではありませんが，これもひとつの選択肢ではあります．高圧的に，自分の意向を表明するのが当然のような態度で話し合いを始められたら，たいていの人は気分がよくないでしょう．

●あなたのことが知りたい

　私は，「あなたのことが知りたいんです！」ということを，態度や，ときにはそれを言葉にして伝えるようにしています．患者さんの価値観や考え方を知るコミュニケーション，なるべくそれをしたいとこちらが思っていても，「いやいや，もう先生のおっしゃるとおりに私はいたしますから」と言って，こちらが何を言っても自分のことを語ってくれない人や，「もう考えたってしかたないからさ，普通にやってくれればい

第6章 人生最終段階の意思決定の実際―これまで学んだことを実践に

いわ」と投げやりに会話が終わってしまった経験は誰にでもあるのではないでしょうか.

　私たちは,患者さんに決めてもらわないと困るから話し合うのではなく,患者さんの個別性に見合った決定を導きたいから話し合っているのです.その態度が伝わらないと,先ほどのように,相手(患者さん)は,自分のことを言うのはあたり前,さあ,言いなさい,さあさあ,早く早くと急かされているように感じてしまいます.そこで,私が使うのが「あなたのことが知りたいんです！」という態度であり,言葉です.**「決めてください」ではなく,「(決めるために)あなたのことが知りたいんです！」**というわけです.

　みなさんが誰かに一目ぼれをしたときのことを思いだしてください.その人のいろいろなことを知りたくなりますよね.なんて名前なんだろう.どんな仕事をしているんだろう.食べ物は何が好きなのかな.家にいるときは何をしているのだろう.僕のこと少しは気にしてくれているかな…….私の中では,意思決定の支援の際に患者さんのことを知りたいと思うことと,一目ぼれをしたときの気持ちは,感覚的にほぼ一緒です.いや,そう思うようにしているというほうが正確かもしれません.

　この言葉は経験上,ストレートに言ったほうが効力が強いように思います.最初はちょっと気恥ずかしいのですが,「僕は〇〇さんのことが知りたいんです！！」と全身で表すのです.結果,**相手も「そんなに知りたいと思ってくれているなら,話してみようかな」となってくれる**みたいです.

　私の臨床のメインの仕事はコンサルテーション緩和ケア,つまり,もともと主治医がいて,緩和ケアに関して困ったことがあったときに,コンサルタントとしてアドバイスをしたり,ときには私が薬を出したりするものです.患者さんの意思決定について手伝ってほしいという依頼も少しずつ増えています.

> 　野村さんは60代の男性でした.これまで肺がんの治療をしていましたが,先週まで行っていた4th lineの化学療法が効果を認めな

かったため，今後の療養について考えなければいけない時期になったとのことでした．その療養についての相談を手伝ってほしいという依頼でした．

　野村さんは，これまでも「自分のことは自分で知って決めたい」と公言しており，主治医とは治療法の選択，その時々の病状までフェアに話し合ってきた人でした．かなり"自律的"な人と言っていいでしょう．

　こうした人のときにコンサルタントがしなければいけないのは，これまでの主治医と患者の関係を崩さないようにしながら，その関係の輪に加えてもらい，その人らしい療養の決定を支援することです．そういう場面で「あなたのことが知りたいんです！」がとても役立ちます．

　このとき私は「担当の先生とこれまで，いろいろと話し合われてきたようですね．もうよく知る間柄ですね．これから，今後のことについて相談をしていきたいと思うのですが，私も野村さんのことをよく知りたいんです．どんな方かよく知ってから，どんな方法が野村さんにあっているのか話し合いたいと思っています」というように話を導入しました．

　野村さんは，これまでの病気の経過の中で考えていたこと，人生観をふまえて，家族との時間を大切にしたい，ただ，とてもつらい状況になったら，つらさが楽になることを優先すると思うと話してくれました．

　本人の意思決定の力が弱まり，家族と話す際にも，この「あなたのことが知りたいんです！」は効力を発揮します．

　森さんは70代の男性でした．大腸がんは既に肝に転移しており，がん性腹膜炎を併発していました．腹部の痛みは薬物療法で緩和されていましたが，肝不全からせん妄をきたしており，終日ベッドで寝て過ごす日々が続いていました．妻と長女は毎日面会に来ていましたが，声をかけても反応に乏しい森さんに何をしてあげたらいいかわからず，傍にいるのがつらい様子でした．

第6章 人生最終段階の意思決定の実際―これまで学んだことを実践に

私は妻と長女を別室に呼んで，こう切り出しました．

> 「今の森さんに何をしてさしあげたらよいのか，私たちもまだよくわかりません．だから，森さんのことをよく知りたいと思っています．森さんの好み，どんなことを心地よく感じて，何に喜んでもらえるのか，一緒に暮らしてきて，今もずっと傍にいてくださるご家族が，私たちの何倍も感じ取っておられるのではないかと思います．ですから，森さんのことを私たちに教えていただけないでしょうか．森さんにとって何がいいことか，一緒に考えていきたいと思っています」

その後，家族とスタッフは，森さんが喜んだことや，気持ちよさそうにしたケアを共有し，終末期の療養ができるかぎり本人の推定意思に基づくものになるように一緒に考えました．

「あなたのことが知りたいんです！」は，このように人生の最終段階の話し合いにおいて，さまざまな場面で使うことができます．みなさんもどうぞ使ってみてください．

● **最善を期待しつつ，最悪にも備える**

もうひとつ，私たちが話し合いに臨む際に使うことのできる態度として「Hope for the best, Prepare for the worst」があります[6]．この言葉も，私たちが持っているべき態度としてだけではなく，会話の中のフレーズとして使うことができます．人生最終段階の話し合いのすべてが悪い話なのではありませんが，病気が進行した状態で，最期も見越した話し合いともなれば，どうしても「この先，悪くなったらどうするか」というテーマだけに焦点があたりがちです．すると，患者さんや家族は「希望のなさ」を感じて，ときには話し合いが延期されたり，または「どうせ医者が困らないように話しをするだけなんだろう」などと，医療不信の種をまいてしまうことすらあります．私たちは準備をして困らないようにしたいだけではなく，むしろ患者さんや家族の行く道に「希望」を見出したいから話し合うのですよね．

そこで，「Hope for the best, Prepare for the worst」という言葉が活

きてきます．和訳すれば，「最善を期待しつつ，最悪にも備える」という感じでしょうか．人間はどうも二項対立で物事を考えることが好きなようで，私たちはしばしば，自ら作ったその罠にはまっています．これは，そもそもがその問題設定，問い方の悪さであることから，「問い方のマジック」などと言われます[7]．自分で二項対立の問いを立てて，自分でそのマジックにかかってしまっているという意味です．医療現場にも安易な二項対立の問いはあふれていますよね．
・在宅がいいのか，病院がいいのか
・治療をするのか，それともしないのか
・医師の仕事か，看護師の仕事か
・吉本なのか松竹なのか（これは医療現場ではないが……）

こうした2つに1つのような問いの立て方をすると，私たちは即座に「どちらか一方が正しい」と思ってしまいます．よくよく考えれば，両方が正しいかもしれないし，両方が間違っているかもしれない．また，別の選択肢のほうがよりよいかもしれない．それを忘れてしまうのですね．こうした問いをしてしまうと，本当に自らをだましているようなものなのです．

在宅か病院かという問いであれば，1週間限定で家に帰ってみるとか，病院の療養環境を自宅に近づけてみる，デイサービスを使うことにするなど，"どちらか"ではないところに答えがあるかもしれませんものね．

「Hope for the best, Prepare for the worst」を覚えておけば，少なくとも人生最終段階の話し合いをする際に，それが「良い話か悪い話か」という問い方のマジックから逃れることができることでしょう．私たちは両方のことを話したいわけですからね．たとえば「我々も，これまでどおり，○○さんが最善の状態でいられるような治療やケアを考えていきます．一方で，転ばぬ先の杖として，調子が悪くなったときのことも考えていきたいと思っているのです」などと言うといいかもしれません．

 どんな言葉で切り出すか

「あなたのことが知りたいんです！」「Hope for the best, Prepare for

第6章 人生最終段階の意思決定の実際―これまで学んだことを実践に

「the worst」の態度を持ちながら，では，実際にどう人生最終段階の話し合いを切り出したらよいでしょうか．これはもう，木澤先生に倣って，思いつくだけ並べてみることにしましょう(**表1**)．
　とりあえず，20個のフレーズをあげてみました．
　①は，まあ一般的な導入でしょうか．「今後のこと」というフレーズだと，人生の最終段階の話題と取ってもらえないことがあるので注意が必要です．
　②，③の「もしも」「万が一」というフレーズは，実際の状況は，もしもでもなく，万が一でもないのですが，この言葉を添えることで，話題の深刻さを和らげることができます．
　④は経験を聞いています．経験を聞くことで，相手が人生の最終段階についてどのようなイメージを持っているかがわかります．そのイメージに応じてその後の話を進めることができるでしょう．たとえば，「叔母が同じようにがんで亡くなったが，最期はとても苦しそうだった」という経験を持っているのであれば，苦痛を和らげる方法があることを説明し，それを十分できるような環境(例：緩和ケア病棟)を選択肢として詳しく説明することになるでしょう．
　⑤は，主治医と別の医療者が支援をする場合です．双方が共通して知っている人を話に出すのは，案外重要です．この場で人生の最終段階の話題をするその理由を伝えることにもなります．
　⑥，⑦，⑧は，今後病状が変化したときのことをイメージしてもらう方法です．
　⑨，⑩は，「あなたのことが知りたいんです！」そのものですね．復習したい方は前の項目に戻ってください．
　⑪は接頭語のようなものですが，これも話題を導入するときの緊張感を少し和らげる効果があります．
　⑫，⑬は，不安や心配ごとを聞くことで，話を始めるやり方です．人生最終段階の話し合いの重要な目的のひとつは，本人の不安や気がかりを明らかにすることです．そういう意味で理にかなった導入の仕方と言えるでしょう．

6　人生最終段階の話し合いの導入

表1　人生最終段階の話し合いの切り出しの例

① これから，今後のことについてお話をしたいと思っています

② もしものときについて，相談していきたいと思うのですがいかがでしょうか

③ 万が一のことを考えてお聞きしたいのですが

④ 身内の方で，重い病気になられた方を看た経験はございますか．そのときにどんなことを思われましたか

⑤ ここのところ，何回も入院されているようで，今後のことについて主治医の先生も心配されているようです

⑥ また入院するようなことがあったときのことで，何か心配していることはありますか

⑦ たとえば，の話でよいのですが，今後のことについて○○さんのイメージをお聞きしたいのです

⑧ たとえば，今後病気が進行していくと，寝たきりなどになることもあると思うんです．そんな話題もできればな，と思うのですがいかがでしょうか

⑨ ○○さんとは今日初めてお会いすることですし，○○さんがどんなことを心配されていて，どんなことを考えられているのか，私も知りたいと思っているのです

⑩ 万が一のこと，もしものときのことを教えていただけると，○○さんのことをよりよく知ることができると思っているので，そんな話題もできればいいなと思うのですが

⑪ 大切なことなので，みなさんとお話ししていることなのですが

⑫ これからのことについて話すことで，○○さんが心配されていること，不安に思っていることが少しでも解決したらいいと思っています

⑬ 病気の状況が変化してきているので，いろいろと気にかかることが増えているのではないかと心配していまして．それでお聞きするのですが

⑭ 世間では終活のようなことが流行っていますが，ご家族とそんな話題をされたことはありませんか

⑮ 身の回りのことを少しずつ整理していかなきゃな，と言われる方が多いです．○○さんはどのようにお考えですか

⑯ 病気の状況が変化してきているので，お気持ちにも何か変化があったのではないかと邪推しておりまして

⑰ 病気の状況が変化してきているので，生活上のことで何か困っていやしないかと心配していたんです

⑱ ご家族や私たち医療者に伝えておいたほうがいいと思うことはありませんか

⑲ 率直に申しますと，最期に向けて，いろいろと話し合っておきたいと思っているということです

⑳ あまり話したくないことなのかもしれませんが，今後体調が悪くなったときのことも考えて，あらかじめ話し合っておくのがよいと思っています

　　　⑭，⑮では，より具体的に人生の最終段階のことについて話し合ったことがあるか，また，身辺整理のようなことを考えていないか聞いてい

197

第6章 人生最終段階の意思決定の実際―これまで学んだことを実践に

ます．人生の最終段階という言葉は今のところ，人口に膾炙するものではないと思います．一般向けには，やはり「終活」や「エンディングノート」と言うほうがよく伝わります．あとは「リヴィング・ウィル」ですが，これが一般の方が理解できるぎりぎりのラインでしょうかね．「身辺整理」という言葉は，患者さんからよく出てくる言葉ですが，こちらから使うと「整理しなさい」と言っているようにとられがちなので，主語を他の患者さんにして，医療者が整理を促しているわけではないことが伝わるようにすることがコツです．

⑯，⑰は，ちょっとしたキラークエスチョンになっています．つまり「きっとそう思ってるでしょ？」と鎌をかけているのですね．あたっていれば，すごい効力を発揮します．「そうそう，そうなのよ」と，自身のことを話してくれるでしょう．一方で，あたっていなかった場合には，話が続かなくなるリスクも持っています．「いや，特別気持ちの変化はありませんが」とか，「生活は何も困っていません」と言われてしまうと，その先の会話を続けるのが難しくなります．

⑱については，「伝えておいたほうがいいこと」という言葉を使うことで，話題が自分の意思決定能力が低下したときのこと，もしくは死後のことであることを暗に示しています．

⑲，⑳は，そのまま人生の最終段階の話し合いのことですね．

おわかりのとおり，どの言葉がより優れているということではありません．相手によって，またタイミングによってこれら導入の言葉を使い分ける，そんな意識をしていただけるとよいと思います．

7 撤退する勇気

医療者は一旦面談が始まると，できれば人生の最終段階の話し合いを，この面談の中でやってしまいたいと思うことでしょう．しかし，撤退する勇気も持ってほしいと思っています．キラークエスチョンが外れてしまったとき，また，導入の言葉を言ったら，患者さんが黙ってし

まったとき（黙って考えているのかもしれないので，多少の沈黙はあってもよい），何気に話を逸らしたとき，そんなときにはその面談で話題にするのは思い切ってやめにしましょう．

　医療者「今後の，たとえばこれから過ごす場所とか，そういう話し合いができたらいいなと思っているのですが」，患者さん「……」，医療者「あ，まあ，なかなかね，しづらい話題でしたね，今日はやめておきます」とか，医療者「最近，本屋さんにもエンディングノートのコーナーがあったりしますよね．終活とか．家族と何か話し合ったりしたことはありますか」，患者さん「まあ，あまり……そういえば先生，この間犬が好きだとおっしゃってましたよね．うちの犬の写真，見てくださいよ」，医療者「え，ああ，では拝見します」といったようにです．

　そこで話題をやめてしまったからといって，まったく無駄になったわけではありません．この話し合いは，そもそもが1回で終わらせるようなものではありません．そのときに話題に乗ってもらえなくても，頭のどこかには残っており，次の回ではうまく話し合えるかもしれないのです．患者さん側から言ってくることもあります．「先生，先日，今後のことを話しましょうと言っていましたよね．あれから，いろいろと考えてみたんですけどね……」というような感じです．いずれにしても，1回の面談ですべて話してしまおうと思わないことです．「急がば回れ」ですよ．

8　価値観コミュニケーションを使う

> 「いわゆる延命治療っていうんですか，あれはやめてほしいと思っていまして．食べれなくなったら，そのまま何もせずにしてくれていいですし，最後，呼吸器って言うんですか？　ああいうのもご免です」

第6章 人生最終段階の意思決定の実際—これまで学んだことを実践に

> それに対して医師が聞き返してきた.
> 「なるほど，そのことですね．一口に延命治療といっても，どこまでを指しているのか，そこをはっきりさせていかなければなりませんが，大枠はわかりました．ところで，どうしてそんなに延命したくないと思うんですか？ いえ，そういう人も少なからずいるんですが，どんなふうに考えているのか聞いておきたくてですね」

患者さんの答えの理由まで聞こう

　正治さんは，延命治療について「やめてほしい」と表明をしました．それに対してこの担当医は，カルテに「延命治療拒否」と書いて終わらせるのではなく，「ああ，わかりました．では次の話題へ」と言ってしまうのでもなく，"どうして"延命治療を望まないのかを聞いています．いやあ，この対応は満点ですね（私が書いているのだからあたりまえですが）．

● **患者さんの価値観を知る**

　私たちが知りたいのは，もしくはやり取りしたいのは，患者さんの表面的な意見，結論ではなく，患者さんの価値観です．価値観をやり取りすることで，話し合いの納得感を増したいのでしたね．それが価値観コミュニケーションでした．価値観コミュニケーションは対人コミュニケーションの本質ですから，当然，人生最終段階の話し合いにも適用されます．というよりも，最も価値観コミュニケーションを使わなければいけない場面が，人生最終段階の話し合いです．

　近頃は医療にもスピードがや合理性が求められるようになってきました．無駄な話し合いは，なるべく減らされるようになってきている．すると，直接的に結論を導く話し合い以外のもの，すなわち，価値観のやり取り，生活や人生の話し合いが削られることになります．この本を読んでいるみなさんは，むしろそれが一番大事だということを知っていますが，現場はまだまだ削られてはいけないものが削られる状況だと思います．

ほら，例のあれです．今後の療養の場所について話し合う場面で，患者さんが「そうですねえ．やっぱり自宅に帰るのが理想ですけどねえ」などと口走ろうものなら，医療者は即座に「自宅，自宅ですね！わかりました！今すぐにソーシャルワーカーを呼びますので，自宅で療養するのに必要なことを話しあっていただければ．ですよね，自宅，やっぱり自宅ですよね！」と言って，一方的に面談が終わってしまうという，あれ．

　もちろん，この患者さんの自宅に帰りたいという気持ちは本当のものでしょう．しかし，帰りたい／帰りたくないという表層の結論を出すだけでは，関係性の深まりは期待できず，話し合いの納得度も低くなってしまいます．せっかく顔を突き合わせて話し合いをするのに，もったいないことです．

　そこで，価値観コミュニケーションを使いましょう．人間の意見は必ず何かしらの価値観に基づいています．何かしらのオリジナルな意味付けがされ，価値が付加されたものと考える必要があります．帰りたい／帰りたくないという意見の背景にある価値観を探索するには，単純にその理由を聞けばいいでしょう．どうして「帰りたい」のか，なぜ「帰りたくない」のか聞くのです．

　「帰りたい理由？　うーん，そう言われても難しいけど，まあ，そりゃあ家族が大事だからじゃないかな．やっぱり病院だと家族と離れているという感じがどうしてもしてしまうからね．家族の傍になるべくいたいんだよ．その気持ちは，まあ正直なところだね」などと患者さんが言ってくれたらしめたものです．私だったらさらに深堀りします．「みなさん家族のことは大事に思っておられますよね．○○さんは人一倍それが強いように感じるのですが，なにか特別な思いがあるのでしょうか」などと聞いてみます．すると「ああ，実はね，お恥ずかしい話なんだけど，少し前までは，家族とうまくいっているほうじゃなかったんだよね．いわゆる仕事人間でさ，ぜんぜん家にいなかったから．私が病気になってからのほうが，一緒にいる時間ができて．皮肉なものですよ，病気になったほうが家族との時間が増えるなんて．だから一種の罪滅ぼしみたいな気持ちではいるよね」と言ってくれたりします．さらには「そう考え

第6章 人生最終段階の意思決定の実際—これまで学んだことを実践に

ると，私が小さい頃のおやじはさ，同じように仕事ばかりだったんだよね．あまり覚えてはいないんだけど，子どもながら，寂しい思いしてたと思うんだよね．気がつけば自分も同じことしてたってことだ」と付け加えてくれるかもしれません．ここまで聞けたら大したものです．"帰りたい"という意見の背景にある，その人の価値観を小さい頃の回想も踏まえて聞くことができたわけですから．

● **誤解を防ぐ**

「延命治療拒否」とだけカルテに書いて話を終えないのには，別の理由もあります．言葉の多義性によるすれ違いを防ぐためです．

「延命治療」「自然な形」「やれるだけのこと」「穏やかな死」という言葉が何を示しているか，どういうイメージを持っているのかは人それぞれです．抗がん剤のことを延命治療と思っている人もいますし，自然な形という言葉を，"医療として"自然，通常のこと，すなわち人工呼吸器などによる蘇生処置のことを意味されていた人すらいました．こうした齟齬はもちろん防がないといけません．後述しますが，とりわけ延命治療や蘇生処置のことについては，具体的なことについても話し合っておく必要があると思います．

医療者からの自己開示

> それに対して，医師もこんな話をした．正治にとっては想定外だ．「私自身のことは言うべきではないかもしれませんが，少しだけ話させてください．実は，半年前に父を亡くしまして．同じ病気でした．自分の専門の病気だったのに，そう思うと，どうしても後悔はあります．どうして気がついてあげられなかったのかとか，もっと最後，ちゃんと看てあげればよかったとか……．いえ，もちろん罪滅ぼしで患者さんを診るわけではありませんが，きちんと患者さんと向き合って話をしなければと，より強く思うようになったのは確かなんです．いや，本当，私自身のことは余計でした」

> これまで，この医師はどちらかというと，ぶっきらぼうというか，冷たい印象があった．しかし，今日はどこか違う．なんというか"腹を割ってくれている"気がする．その理由がわかった気がして，正治は心の中で膝を打った．

　これが，医療者の価値観の開示，自己開示ですね．価値観コミュニケーションの観点では，患者さんだけに価値観を言わせるのはアンフェアです．フェアじゃないからだめというよりも，こちらも自己開示をしないといい話し合い，価値観のやり取りができないから必要なのです．価値観には常に「～に対して」という接頭語がつきますから，話のテーマについての価値観を開示すれば結構です．なんでもかんでも自分のことを話すのが自己開示ではありません．そこで，このことを私は「志向相関的自己開示」と名づけています[8]．

　私たちが人の話を信用するのは，その話の内容を聞いてだけではありません．むしろ，それを言っているのが誰で，その人がどんな人なのか，つまり信用するに足る人なのかで判断しています．これから話すテーマ，話題については，私という人間はこんな価値観を持っている，そういう価値観の私のコメントはこうです，と言って，自己の価値観を開示しながら，信用を得ていくプロセスが医療における話し合いだと私は思います．

　正治さんの担当医も，父親が同じ病気で亡くなったという特別なエピソードがあったからとはいえ，うまく自己開示をしたようですね．その結果，正治さんには「腹を割って」話していると伝わったようです．価値観というのは，自分の腹の中にあるといっていいかもしれませんから，まさに腹を割り，腹の中を見せて話したということなのでしょう．ちなみに，あくまで見せるのは腹の"中"だけでお願いします．ズボンからシャツがだらしなくはみ出していて，その隙間から腹の"肉"が見えるのはアウトです．

第6章 人生最終段階の意思決定の実際―これまで学んだことを実践に

10のkeyテーマによる進め方

> お互いに"腹を割った"せいか,その後も,いろいろなこと,つまり「人生の話」をその医師とした.うまく会話を誘導してくれる医師に感心しながらも,元来が皮肉屋の正治は「こんなにちゃんと話せるんなら,もっと前からしろよな」こっそりと,聞こえないようにそう突っ込みを入れた.

　急に話し上手になったせいで,正治さんには皮肉られてしまったようですが,担当医は,うまく人生最終段階の話し合いを進めたようです.繰り返しの確認になりますが,**人生最終段階の話し合いで私たちがしたいのは"話し合うこと"であり,互いに,とりわけ患者さん本人に納得感や安心感をもたらしたいからです**.事前指示書を完成させることやDNR(p216参照)を確認することを目的としてはいけません.ですから,原理的に考えると,人生最終段階の話し合いにフォーマットはありません.これこれこういうことを聞かなければいけないということはないのです(一部,必須項目があります:後述します).

　患者さんが納得感を得られれば,それがその人にとって必要な話題だったということになります.ただ,それだと,どう話し合ったらいいかがわからないということもあるでしょうから,ここでは,keyとなる話題,その持っていき方について書いてみようと思います.表2に示す10個の話題がkeyだと考えています.以下,順に解説します.

❶今後の見通しについての共有

　これは話し合いの前提として大事ということになるでしょう.抗がん治療を今後もするのだと考えている患者さんと,抗がん治療はもう行うものがないと考えている医師とでは,人生の最終段階の話し合いを行うのは難しいでしょう(価値観のやり取りは可能ではありますが).あと5年は生きると考えている本人と,3ヵ月くらいかもしれないと見通している医療者とでは,いい話し合いをするのは困難に思えます.

8 価値観コミュニケーションを使う

表2　10個のkeyとなる話題

① 今後の見通しについての共有

② 現在の気がかり，心配ごと

③ 心の支えになっていること，希望となっていること

④ 大切にしていること，大切に思っている人

⑤ いのちに対しての考え方(死生観)

⑥ 今後(医療として)してほしいこと／してほしくないこと

⑦ 家族へ遺したいメッセージ(私的遺言)

⑧ 療養場所の選好

⑨ 蘇生についての意向(DNAR)

⑩ 代理意思決定者

　だからといって，**すべての患者さんに対して，医療者の考えている予後をそのまま伝えるのがよいわけではありません**．その人が予後を知りたいと思っているのか，どういう形で知りたいと考えているのか(具体的な数字として，もしくはより曖昧な形で)，それを見極めながら，それこそ**"プロセス"として行わないといけません**．そのすり**合わせを行うためにも，今後の見通しについて，ギャップがないかどうかを確認することから，話し合いを始める必要があるのです**．

❷現在の気がかり，心配ごと

　事前指示書の作成を大目的としない人生最終段階の話し合いのよいところは，患者さんが今抱えている気がかりや心配ごとを聞く場になるということです．もちろん，私たちは日々，患者さんが何に困っていて，何を気にしているか聞いています．「今日の調子はいかがですか？　何か気にかかっていることはありませんか」というようにね．でも，この聞き方で返ってくる答えは，たいてい「ええ，痛みはおかげさまで大丈夫です．絶好調とは言えませんが，問題ないですよ」のようなものです．つまり，主に体の調子，症状についての見解が返ってくるのです．これは，これまでの医療が，患者さんの身体の不調のみを扱い，その背景に

205

第6章 人生最終段階の意思決定の実際—これまで学んだことを実践に

ある生活のことや,もっと言えば人生について興味を示してこなかったことのつけだと私は思います.患者さんも医療者が聞くのは,身体のこと,病気のことだと思ってしまっているのですね.

しかし,これが人生の最終段階の話し合いという場になると,少し様相が変わってきます.そういう場において医療者が聞く"気がかり"は,身体のことではなく,今後のことで気にかかっていること,心配していることだと患者さんもわかります.同じように「何か気にかかっていることはありませんか」という聞き方であっても,人生の最終段階の話し合いの場ということであれば,患者さんはこんなふうに言うでしょう.

「いや,体調はいいんですけどね.むしろ体調がいいからなのか,やっておかなければいけないということが,いろいろ頭に浮かんで,焦るんですよね.妻はね,そのときはそのときだって言うんですよ,からっとしたものですよ.でも本人にとったらね,いろいろと気になるわけです.身辺整理みたいなものがね.趣味が多かったものですから,一部屋は趣味のもので埋まってるんです.少しずつ人にあげたりはしてるんですけどね」

また,残していく家族のことを気にかける人は多いです.気にかけてはいるものの,それを家族に伝えていない人が多いので,本人の許可を得たうえで,その気持ちが,代理意思決定者を含む家族に伝わるように配慮します.多くの場合,たとえば自分の死後,家族が経済的に困らないように実際的な担保がされるということよりも,本人が気にかけていることが家族に伝わり,家族にその気持ちが伝えられたと本人が思えること,それ自体が人生最終段階の話し合いの納得感を高めることにつながっているように思います.私は遺族外来も開いているので,自分が亡くなった後,家族の精神的な面が心配という人には,遺族外来を紹介するという実際的な担保をすることも,たまにはあります.

❸ 心の支えになっていること,希望となっていること

医療者の悪い癖の一つは,患者さんの苦痛や問題点,弱点にばかり焦点をあててしまうということです.苦痛や問題点を評価し,それをなん

とか緩和したり解決したり克服させようとしたりします．もちろん，それはそれで大事なことではあるのですが，患者さんの立場に立ってみれば，人生の最終段階に自分の悪いところ，問題のあるところばかり指摘されるなんて，そんな切ないことはありません．**人間誰しも，苦痛や問題点を持っていますが，その反対に，希望や喜び，強みも持っているものです．人生最終段階の話し合いにおいては，むしろそちらを多く取り上げていただきたいと思います．**

　ある人は大学に入ってがんばっている孫のことが大きな希望であると言いました．会いたいのも山々だけど，勉学の邪魔もしたくないと言いました．そのため，その人が亡くなる前には，家族を通してその孫を呼びましたが，勉強は順調であること，今はちょうど休みの期間であると言って面会に来てもらいました（休みというのは方便でしたが，勉強は本当に順調だったようです）．

　また，ある人にとっては，飼っている犬の存在が心の支えであることがわかりました．その点が何より大事にするべきポイントだと考え，療養場所の選定にあたっては，ペットとも面会できる緩和ケア病棟への転院を勧め，無事に愛犬と会うことができました．

　自身の心の支えとなっていること，または希望となることを，ぱっと言える人は少ないと思います．ですから，その引き出し方には工夫が必要です．

　　　「心の支えはなんですか？　あなたにとって希望はなんですか？」

と聞くのではなく

　　「これをしていると気持ちが安らぐということはないですか？」
　　「この人といると安心だという人は誰ですか？」
　　「この人と一緒にいると元気をもらえるという人はいませんか？」
　　「考えているとワクワクしてくることはありませんか？」
　　「思い出すと力が湧いてくる，そんなものや，人はありますか？」

などと聞くのがよいかもしれません．

人生最終段階の意思決定の実際―これまで学んだことを実践に

❹大切にしていること，大切に思っている人

　その人が大切にしたいことについても，ぜひ話題にしていただきたいと思います．一部「心の支え，希望」とかぶるかもしれませんが，支えになっているものが何かというよりは，その人のゆずれないこと，こだわりみたいなものを含みます．本人の価値観が一番よくわかるのがこのテーマです．

　このテーマで話し合うと，支援者は，ややしんどい思いをするかもしれません．世の中には本当にさまざまな価値観，考え方をする人がいて，自分では考えもつかないようなことをおっしゃる人がいます．また，医療者の常識の範囲を超えてくる人もしばしばいます．自分はどれだけ狭い世界にいたのだろうと思い知らされるからです．こういうときこそ，価値観コミュニケーションが必要です．まず，**自分以外の人は宇宙人とでも思っておいて，その場でどんな価値観，考えが出てきても，一旦は受け止める．その後，お互いの納得感の高まりを意識しながら話し合う**，でしたね（p93以下参照）．

　たとえば，緩和ケアの臨床をしている人であれば，1回くらいは経験したことがあるのではないかと思いますが，「痛みを取らないでくれ」という人がいたりします．医療者の常識としては，痛みというものは有無を言わさず緩和すべきものですから，どうしてそんなことを言うのかすぐには理解できなかったりします．さらに，この言葉が人生最終段階の話し合いで出てきたら，どうしたらいいかわからなくなりますよね．「最後に向けてのことだけどさ，痛みは取らないでほしいんだ」と言われたら，どうしたものかと考え込んでしまいます．でも，価値観コミュニケーションに準じて，その意見の価値観を探ってみると，「いや，痛いのが好きというわけじゃなくてね．痛みというの身体からのサインじゃないですか．自分の身体は自分しかわからないと思っているもので．痛み止めで麻痺して，身体からのサインがわからなくなるのが怖いんですよ」ということだったりします．ここで，私たちも納得するわけです．

　意見だけ聞くと「どういうこと？」となりますが，その価値観を聞けば「なるほど，そういう価値観の人だったら，痛みを取らないでというの

も理解できる」と納得することができるわけです．そこまでいけばその後，我慢できる範囲では痛み止めを使わないことにするとか，画像評価の間隔を少々短くして，画像というサインを使うことにするとか，話し合いの中で結論を出すことができるでしょう．

"大切なこと"が何かを直接的に聞き出すのは，また難しいことかもしれません．

「人生で，ゆずれないと思うことはありませんか？」
「生活の中で，今一番重要性が高いことはなんですか？」
「これまでこだわってきたことは何かありますか？」
「一番大事に思っている人はどなたですか？」

などと聞いてみるのがよいかもしれません．

人生最終段階の話し合いは代理意思決定者を含む家族などと一緒に話し合うのが基本形です．しかし，とりわけ「大切な人は誰か」ということを，その人を目の前にして言うのはなかなか勇気が要りますよね．これはそれこそ個人的な価値観になってしまうかもしれませんが，私だったら，一人のときにこっそり聞いてほしいと思ったりしますので，患者さんに対しても，私と二人になったときに教えてもらうようにすることが多いです．

❺いのちに対しての考え方（死生観）

いわゆる死生観と言ってよいでしょう．生命をどんなものと考えているか，何を尊厳と思っているか，死についてどういう見解を持っているかなどのことです．これを聞くことで，その人の生き方，人生観を知ることができます．このテーマでも，曖昧さを回避する配慮が必要になります．「やっぱり大事なのは尊厳だよね」「どんな生命もいつか終わるものだからさ」と患者さんが言ったからといって，「ああ，じゃあこの人は自然死を望んでいるんだな」と勝手に解釈してはいけません．前述したように，人工呼吸器をつけて生きることが尊厳と考える人はいますし，誰にも平等にやってくる死だからこそ延命してほしいという価値観があっても不思議ではありません．

第6章 人生最終段階の意思決定の実際—これまで学んだことを実践に

　いのちに対する考え方を聞くのに，このような言い方はいかがでしょうか．**あえて二項対立の問いを立てる方法です．**

　　「いのちの最終段階のことについて，どう考えるか，大きく2つの考え方があるように思います．まず一方は，つらい状況や苦痛，障害があっても，とにかく生きている，命があるということに価値があるとする考え方．もう一方は，病気の回復の見込みがなく苦痛が強かったり，たとえば昏睡状態になったりした際には，命の価値は失われているのではないかという考え方です．どちらが善いということではなく，あくまで考え方の相違であると思います．○○さんはどちらのタイプに近いですか？」

　その人がどちらのタイプと言っても，それを選択した理由，価値観を聞くことを忘れてはいけませんよ．

❻今後（医療・ケアとして）してほしいこと／してほしくないこと

　人生の最終段階における"医療・ケア"の話し合いという意味では，メインテーマになるでしょう．そして，このテーマにおいて「医療者」「介護従事者」が話し合いに入ることの意味合いが増します．経験や知識で，今後行われる可能性のある医療やケアがどんなもので，そのメリット／デメリットが何かを知っているのは私たちだからです．

　治療薬や手術のことならもちろんのこと，たとえば，動くのに介助が必要になった際の排尿に関してであれば，ポータブルトイレの設置，自己導尿，膀胱留置バルーンカテーテル，おむつ等の選択肢があるかと思いますが，その選択肢のメリットやデメリット，快適さの違いを間接的にでも知っているのは医療者や介護従事者です．選択肢だけを並べて，患者さんや家族にこの中から選べというのは，酷なことです．

　ここでは，**患者さんにイメージをしてもらうのが有効**です．

　　「病状が進んで身の回りのことができなくなったことを想像したとき，してほしいと思うこと，これはしてほしくないと思うことを教えてもらえませんか？」

8　価値観コミュニケーションを使う

　　「病状が進んで，ぼーっとして，自分で自分のことを決められな
　　くなったときのことをイメージしてほしいのですが，そのときに自
　　分にしてほしいことと，してほしくないことがあると思うんです．
　　それについて少し話し合いたいのですが，いかがでしょうか」

　**具体的な医療行為について説明，意向を聞く前に，その人の大まかな
傾向について聞いておきましょう**．

　　「薬や処置などの治療には，メリットもあればデメリットもあり
　　ます．命を延ばす可能性はあるものの，痛みや副作用がある程度出
　　てしまう治療もあるということです．そういう決断のときに○○さ
　　んがどうお考えになるか聞いておきたいと思っています．たとえて
　　言うなら，①できるだけ長生きすることに重きを置くのか，②延命
　　よりも副作用を避けて快適さを追求するか，③その中間的なところ
　　で期限を決めて治療をやってみて，その先は後で考えるのか．○○
　　さんの考えは，この3つであればどれに一番近いですか？」

　**そのうえで必要であれば，具体的な治療などに関して話し合いましょ
う**．"必要であれば"と書いたのは，さきほどの「大まかな傾向」がわかっ
ていれば，個別の治療選択については，ある意味，そのときが来たとき
に考えることができるからです．あと，これも相手の価値観によって，
私は話しぶりを決めています．いろいろ知って決めておいたほうが安心
感，納得感が大きい人の場合には，詳しく説明しますし，**具体的なイ
メージをあまりしたくないという人には，概要だけ説明します**．

　　「今後行う可能性のある医療行為について，詳しく知って決めて
　　おくほうが安心できそうというのであれば，詳しく説明いたします
　　が，○○さんはいかがでしょうか．決めておいたほうが安心できそ
　　うですか？」

　人生の最終段階の話し合いにおいて，話し合うことの多い医療行為に
ついて示しますが，これらをすべて網羅してどうするか決めておく必要

211

第6章 人生最終段階の意思決定の実際―これまで学んだことを実践に

はまったくありません．疾患に対しての治療，人工栄養(中心静脈栄養，経鼻経管栄養，胃ろうを含む)，人工透析，輸液，輸血，抗菌薬，苦痛緩和のための鎮静など．ただ，これら医療行為について，それがどんなものか，メリット・デメリットについて説明しておくのはよいと思います．とりわけ，今後の疾患の経過で検討する可能性が高いもの(たとえば，食道がんが局所進行しており，口から食べることが難しくなる見込みのときの，栄養摂取の方法について)については，事前に説明をしておくのがよいと思われます．

　具体性が高い話になるかどうかは別として，**このテーマで何らかの話し合いをするのであれば，してほしいことと，してほしくないことは，常にセットで尋ねることが大切です**．前者を**positive rights：正の権利(意向)**，後者を**negative rights：負の権利(意向)**と言います．患者さんの意向を聞くとなると，どうしても"何がしたいか""何が望みか""どれをいいと思うか"といったpositive rightsに焦点があたりがちです．しかし，「なんとなくこっちがいいかな」というpositive rightsよりも，**「私はこれだけは絶対に嫌なんです」というnegative rightsのほうが強い意向であることは，ままある**わけです．ですから，正と負，両方の意向を聞くことが大切なのです．

> 　佐々木さんは60代の女性，肺線維症が進行していました．呼吸困難が出現したこと，また今後どのように病気が進むのか不安が強くなってきたため，夫とともに緩和ケア科に受診となりました．初診のときには，呼吸困難もあったためか，表情は険しく，「今でも苦しいのに，病気が進んだらどうなっちゃうんだろう」と不安を訴えていました．

　呼吸困難はモルヒネ製剤を使用することで緩和され，本人から「なんだか生きる望みが出てきたように思います」という言葉が出てくるようになりました．この頃，訪問看護を導入しました．起きていられる時間が限られていること，飲み込みに苦労することが多いこともあり，食事

が十分に摂れていなかったため，経口栄養剤を試してみたところ，栄養状態の改善を認めました．しかし，それに反して酸素化は低下していき，在宅酸素の流量が増えていきました．

医療以外の話題もちらほらできる関係になった頃，本人から「今日は先生に相談というか，話しておきたいことがあるんです」と言われました．私は襟を正して，「それは，今後病気が進んだときの話ですね」と返しました．佐々木さんは1回頷いてからこう続けました．

「少しずつ，行動範囲が落ちてます．だんだん病気が進行しているのがわかります．この状態はいつまで続くのかしら．できないことが増えていって，ただトイレに行って，苦しくなってモルヒネ飲んでって繰り返し．夫はなんでもしてくれてよい夫です．でも，このまま頼りっきりでいいものなのか．私ね，注射が嫌なのね．採血するだけでも，痛くてね，大変なの．点滴ってなったらもっと大変でしょう．だから，最後というかね，そのときに管につながってね，言い方はおかしいかもしれないんだけど，つらくて生き長らえさせるような，そういうのはしてほしくないのね．最後，胸にドンってしたりするのはお医者さんですもんね．だから先生に言っておかないとって思ってたから．あー，すっきりした．よかった話せて．先生，私の人生ね，優しい夫もいて本当に幸せだったんですよ．今も幸せ．だから最後苦しみたくないの．私，何回か手術したでしょ．麻酔のときにマスクあてられて眠るじゃない，手術が終わって目が覚めるとね，ああ，生きててよかったって，そのときは思っていたのね．でもね，今はあんなふうに眠るように逝けたらいいなって思うの．変な言い方だけど，シャッターが下りるみたいに，ぱっと終われたら最高よね」

佐々木さんのnegative rightsとして，採血の針すら苦痛であり，最後，点滴を含む苦痛を伴う治療をかなり嫌がっていました．positive rightsとしては，なんなら眠るように逝きたいと，やや積極的安楽死に

第6章 人生最終段階の意思決定の実際―これまで学んだことを実践に

近いような意向を持っていました．

　その後，何回かの面談に分けてですが，私は苦痛を取るために点滴が必要なこともあることをお話しし，いわゆる安楽死は現行法では行えないこと，そのかわりに鎮静という方法があることなどを，そのメリット・デメリットを含めて説明しました．全体として，とにかく苦痛がなるべく少ないように配慮することを保証し，主治医や訪問看護師と，佐々木さんとの人生の最終段階の話し合いの要諦を共有しました．

❼家族へ遺したいメッセージ（私的遺言）

　本人が意思決定に十分関われるうちに，自分の死後の家族に言葉なり物なりを残すことは，本人の尊厳を保つことにもなりますし，家族のグリーフに配慮することにもなります．人生の最終段階の話し合いの中で，家族へのメッセージを話す流れになったとしたら，それを妨げないようにしましょう．最近では，いわゆるエンディングノートや終活として，医療者との面談の前に書き留めている人もいたりします．これはほぼ「遺言」になりますが，厳密に言うと，法的に正式な遺言は，自筆証書遺言（全文自筆のうえ押印その他必要な形式を整えたもの），公正証書遺言（公証人と作成し公証役場に預けておくもの）と秘密証書遺言（同じく公証人と作成するが，本人が亡くなるまで誰も見ることができない）であって，いずれも記載する内容が法的な不備がないようにしなければならないものです．そのため家族へのメッセージのようなものは，私的遺言という括りになります．

　忘れかけている人がいるかもしれないので，今一度書いておきますが，**私たちの目的は，事細かに「決めておくこと」ではありません．これらの話題を患者さん，家族と話し合うことで，その関係性を深めることにあります**．ですから，家族へのメッセージを必ず遺さないといけないわけではありません．遺しておいたほうが，その人の納得感が高くなり，家族との関係が深められるようであれば，遺したらよいということです．

　しかしながら，家族への愛あふれるメッセージは，多くの場合，人生の最終段階の場を和ませ，患者さん，家族，そして医療者の間の関係性を深めてくれる素晴らしいツールとなってくれるでしょう．無理強いす

る必要はありませんが，患者さんから「エンディングノートみたいなものを書いておくほうがいいんでしょうか」という質問があったのであれば，その目的（関係性を深めるため）をお話ししたうえで，お勧めしてみるのがよいのかもしれません．

❽療養場所の選好

これは「今後してほしいこと」の一部になるのかもしれませんが，重要度が高いため別立てとしました．とりわけ，人生の最終段階においては，どこでどう過ごすかによって，QOL が大きく左右されます．私は，この話題を聞くときには，ちょっとした心理テストみたいなことをしています．

> 「今後，病状が変わっていく中で，どこで過ごすのがよいのか考えておくことは，とても大切だと思っています．そこで，ちょっとイメージをしてもらいたいのですが，よろしいでしょうか．今後，病気が進んでいったときに，いえ，今すぐではないと思いますが，病気が進んだときにですね，起きたり立ち上がったりするのが大変になる時期があると思うんです．いわゆる寝たきりの状態と言ってもいいかもしれません．できれば，自分がそういう状態になったときのことを想像してみてください．想像できました？　では，今，○○さんはどこにいますか？　そして誰がそばにいるでしょうか．それが現段階での○○さんの療養場所のイメージなんでしょうね」

このテストで，患者さんが"家"と言ったからといって，すべて在宅療養を目指すことになるわけではありません．病状，家族の意向，家族のサポート力，地域の医療資源の状況などなど，さまざまな要素を勘案して全体像として結論を出していくことになります．しかし，療養場所を決める際の意思決定の要素の中でも，一番大事にしたい本人に潜在している意向，それを探索するのには便利な方法だと思います．

❾蘇生についての意向（DNAR）

最初に，DNAR の用語について説明しておきます（意外や，ここまでの記載で p26 の表中で少しふれただけなので）．**DNAR は，Do Not**

Attempt Resuscitationの略で，**終末期医療や救急医療の現場において心肺停止状態に陥ったとき，心肺蘇生などの蘇生処置を試みないでほしいという患者さんの意向のことです**．リヴィング・ウィルや事前指示の一部と考えてもらって結構です．この患者さんの意向に基づいて，医師が協働する医療スタッフに向けて出す指示をDNRオーダーといいます（DNARオーダーという言葉はないようです）．

　DNARの邦訳は一定していなくて，蘇生不要，蘇生拒否，蘇生取り止め，などさまざまです．歴史的にはDNRが使用されていたのですが，DNRは「蘇生可能性があるにもかかわらず蘇生行為をしない」という意味にも捉えられる可能性があったため，「蘇生可能性がほとんどないため，（侵襲的である）蘇生行為をしない」の意が強いDNARが使われるようになってきたという経緯があります．**蘇生処置とは具体的に，心臓マッサージ，気管内挿管，人工呼吸器，除細動，昇圧剤の使用のことを指します**．

　これまでのテーマは，患者さんとそういう流れになったら話し合ったらいいのでは，くらいの書き方をしてきました．しかし，本項のDNARと次項「代理意思決定者」だけは，具体的なことまで決めておくのがいいと考えています（それがスタンダードな考えかどうかは不明です）．なぜなら，この2つだけは，自らが完全に意思決定能力がなくなったときのことだからです．

　　「今日は輸液をしましょうか？　やめましょうか？」
　　「人工栄養について考えなければいけません．2～3日のうちに決めることにしましょう」

　こうした話題であれば，多少意思決定能力が低下していたとしても，本人と話し合うことができます．しかし，蘇生をどうするか，そして意思決定能力が低下したときに，自身の意思を推定してくれる人，すなわち代理意思決定者を選んでおくことだけは，どうしても，あらかじめやっておかなければならないことだからです．

　しかし，そうは言っても，蘇生についての意向を聞くことは，こちら

も相応のストレスを伴いますよね（それは，相手である患者さんもストレスであるということです）．私は，例の「あなたのことが知りたいんです！」を使って，次のように聞くことが多いです．

> 「こちらとしても，少々聞きづらいことなのですが，できれば考えをお聞きしておきたいことがありまして．本当の最後のことです．心臓や息が止まった際に，蘇生行為，つまり，心臓マッサージをしたり，人工呼吸器をつけたりといったこと．あまりイメージしたくないことだとは思うのですが，これをお聞きすることで，○○さんがどんな考えを持っている方なのか，より理解できるのではないかと考えています．私も○○さんのことをもう少し知りたいので」

話の流れにもよりますが，こんな言い方もあるかもしれません．

> 「ここだけは，率直にお話ししたいと思っているのですが，最後，いわゆる心肺停止になったときのことを話しあっておかなければなりません．心臓マッサージや人工呼吸器などの使用についてです．その瞬間には，自分で選ぶことはできない内容ですから，こうして面と向かって話せるうちに話し合っておきたいのです．もちろん，一度決めたあとでも変更はできますので，安心してください」

このように，**いつでも変更可能であることを伝えることは重要です**．

これらの言葉に加えて，蘇生の不可能性を説明しておく必要があります．がんの場合には，不可能性が大きいことを話すことになるでしょうが，心不全や呼吸器疾患の悪化の場合は，蘇生の不可能性をどのように話すか，悩ましいところです．しかし，ここにおいても，**重要なのは「決めておく」ことではなくて，その人の「価値観を知る」**ことだと考えれば，その悩みも解消します．つまり，不可能性の言い方の違いへの反応で，どういう考えの人かを知ることができるからです．

①「**ほぼ，蘇生は不可能**」と言ったときと，②「**蘇生されることもあるが，通常短時間で再び心肺停止になる**」と言ったとき，または③「**蘇生される人がいるが，その後人工呼吸器で過ごす人がほとんどである**」と

言ったとき，この３つの言い方への反応の違いで，その人の価値観を知ることができます．

①から③のどの言い方でも蘇生は不要だという人は，自分の人生の終幕のあり方として，比較的堅い決意でDNARを選んでいる人と考えることができそうです．①の場合は蘇生不要であるけれども，②とか③なら悩む，もしくは，とりわけ③の場合には蘇生を試してみてほしいという人は，DNARと宣言していても，どちらかというとSOLを大事にする考えを持っている人なのではないかと推測できます．そうなると，その患者さんに対する他の医療行為，たとえば輸液のこととか，栄養のこととか，見直したほうがいいということになるかもしれません．

後者の患者さんに特に関わることですが，DNARについて，どうしても釘を刺しておきたいことがあります．DNARは蘇生処置についてのみの意向でした．DNARを表明していたからといって，またはDNRオーダーが出ているからといって，その他の医療行為やケアまでも拒否したということではありません．しかし，医療現場の雰囲気を見ていると，私はちょっと心配になることがあります．一旦患者さんが「DNAR」と言うと，何やら医療行為に積極的ではない人だという目で見られるようになり，他の医療行為，たとえば抗菌薬や輸血，人工栄養，また痛みなどの苦痛を緩和するための治療なども差し控えられる場面を残念ながら何回も目撃しています．

繰り返しますが，**DNARは蘇生行為についてのみ，患者さんの意向のごく一部です．人生最終段階の話し合いにあたっては，DNARだけの聴取にとどまらず，より包括的な患者さんの価値観を探索しながら話し合うことが求められます．**

❿代理意思決定者

最後に医師が付け加えた．
「ところで，さっき，ひとり者と言っていましたが，カルテの情報には，息子さんが一人おられると書かれているのですが……家族がいらっしゃるなら，こういう話は一緒にされるほうがいいと思うん

> ですけど」
> 「息子……，ですね．ええ，息子はいました．いや，死んではいないと思いますが．妻が死んでから，恥ずかしながら折り合いが悪くなりましてですね，もう勘当同然に出ていって，それっきりなんです．家族っていう家族じゃもうありませんよ」
> 「どうしても，家族がいたほうがいいということであれば，私の叔母がいます．父方の兄弟の一番末っ子でして，私と年が近いんですよ．普段は連絡取ってませんがね」

　先に述べたように，DNARのほかに，代理意思決定者の選定も，具体的な結論を出しておきたいことです．どちらかというと，代理意思決定者の選定のほうが急がれるかもしれません．できれば，人生の最終段階の話し合いを一緒に行ってほしい人ですからね．代理意思決定者の選定は，本人の意向を最優先にする，医療者側が勝手に「キーパーソン」などといって決めてはいけない，これはもうよかったですよね．そして，代理意思決定者の役割は，本人の推定意思を導くこと，簡単に言うと，こんなとき本人だったら，こんなふうに考えるだろうなとイメージすること，でした．それを踏まえれば，代理意思決定者を話題にするときには，こんなコミュニケーションがいいかもしれません．

> 「体調が悪くなって，自分のことを自分で決めるのが難しくなったときに，○○さんに成り代って医療やケアのことを考えてくれる人は誰になりますか？」
> 「○○さんのことをよくわかっていて，○○さんのことを考えて決めることができる人はどなたでしょう？」
> 「○○さんの大切にしていることや，○○さんの気持ちを想像するのが一番上手な人はどなたになるでしょうか？」
> 「○○さんが意識がなくなったときに備えて，ご自身のお考えや，大事なことを伝えておいたほうがいい人はいませんか？」

第6章 人生最終段階の意思決定の実際―これまで学んだことを実践に

できれば,その人を代理意思決定者に選ぶ理由(価値観)も聞けるといいと思います.

そして,患者さん本人から代理意思決定者の候補があがってきたのであれば,次の面談に備えて,次のように伝えるなどして同席を勧めたいところです.

> 「できれば,今後は,○○さんが信頼されている□□さんにも一緒に話に入ってもらうのがいいと思っています.もちろん,毎回でなくてもいいのですが,できるだけ同じ場にいて,話を聞いてもらったり,また□□さんの意見も聞いてみたりするのがいいのではないかと思います」

また,代理意思決定者の人に対しても,代理意思決定者の役割として大切なのは,本人が直接決定することが難しくなった際に,本人の意思を推定することだと説明する必要があるでしょう.ちゅうちょせずにそれができる人は多くありません.逆に,代理人になることに,過度に責任を重く感じる人もいますので,代理意思決定者になるということは,責任を取ってもらうということなのではなく,本人の考えをよく知る人に,本人の気持ちを想像してもらって,意思決定を手伝ってもらうことだと説明するのがいいでしょうね.こちらが決定を丸投げしたいのではない,あくまで決定は医療者も一緒に行うのだと保証してあげてください.

正治さんの代理意思決定者については悩ましいですね.彼の中で唯一話せる身内,叔母さんが代理人となりうるのか.まあ,会ってみないことにはその関係性もわかりませんし,名前が出てくるということは,まったく信頼していないというわけでもなさそうです.本人がいいと言ってくれるなら,私だったら一度来ていただくことをお勧めしますかね.

9 話し合いのイニシアチブについて

> 医師と終活の話をしてから3ヵ月が経っていた．今，正治は病室におり，いわゆる世間で言うところの闘病記を書いている．文章を書くことはどちらかというと苦手なタイプであったのだが，人間，いつどこで何を思い，何をやりだすか，自分にもわからないものだ．

　正治さんの場合，治療を担当していた主治医が，人生最終段階の話し合いを持ちかけました．この設定にしたのは，一応理由があります．人生最終段階の話し合いのイニシアチブを誰がとるべきかを考えたかったからです．この問いにも決まった答えはありません．ただし，いくつかの報告[5,9]を見ると，今のところ患者さんは担当の医師がイニシアチブをとってほしいと考えているようです．たとえば，こんな苦い経験（苦い経験をしたのは私よりも患者さんのほうですが）をしたことがあります．

> 　伊藤さんに私が会ったのは，結果的には伊藤さんが亡くなる1週間前のことでした．伊藤さんは60代の男性，膵がんが術後に再発し，進行を遅らせるために抗がん治療を行っていました．伊藤さんは，これまで主治医に「自分のことなので，なんでも隠さずに言ってください」と言ってきている人でした．それを知っていた主治医も，がんの再発や，進行していることなどについては，これまでごまかすことなく伝えてきていました．

　最近の体調を考えると，もう最期も近いかもしれないと伊藤さんは思っていたようですが，この段になって，主治医は，そんなこと言わずにまだがんばりましょうとしか言ってくれなかったと言います．主治医は妻には，あと1ヵ月持つかどうかの状況だと伝えたそうです．伊藤さんは，妻からその話を伝え聞きました．私のところに来て伊藤さんが一

番後悔していたことは，治療のことや最後の過ごし方など，もっと早くに話し合いたかったということでした．

現状，医師が話し合いのきっかけを創ってくれるのを待っている患者さんが多いと思います．ですから，今のところ，医師(特に担当医)が話のきっかけを創るということになるのでしょう．しかし，これは時限的なものと考える必要があります．今後，意思決定の主体である患者さんの考え，モチベーション，社会の雰囲気は変わっていく可能性があります．

自分の人生，生き方を考えるという作業は，本来的にはやはり自発的に行ったほうがよいものです．患者が人生を見据えようと思ったときに，医学的な見解を教えてくれたり，実際的なサポートをしてもらうために，医療者に話を持ちかけるというのが通常，というように，今後情勢が変わるかもしれません．医療者側も話し合いの主体となるのは，生活に焦点をあてられる看護師やソーシャルワーカーが通常という時代が来るかもしれません．しかし，現状の雰囲気のままでも，正治さんのように，最初の話し合いこそ医師とであったけれども，その後入院した折には，日頃顔を合わせている看護師などの医師以外のスタッフと，考えを共有できるような仕組みが必要なのでしょう．

10 納得感，信頼関係

> あの話し合いで語った正治の思い，意思は今も変わらなかった．無用な延命は今でもしてほしくないと思っているし，ことあるごとに病院のスタッフには伝えていた．内容を確認するため，つまりスタッフを信用していないから繰り返し話しているのではなかった．一旦ぶっちゃけてしまえば話すことに抵抗はなくなっていたし，何より，話せば話すほど，自分の決めたことへの納得度が上がっていく，そんな気がしたからだ．
>
> 正治は，そう自己分析した．

10 納得感，信頼関係

　しつこいようですが，（人生の最終段階に限らず）意思決定において繰り返し話し合うのは，「正解」に近づこうと"話を詰めていく"ためではなく，ましてや，相手が忘れていないかチェックするためでもありません．話し合いを繰り返す理由は，「これで正解だったな」と思えるように，話し合いの中で関係性を深め，納得感を上げていくためでしたね．

　正治さんのように，自己分析ができる人はそう多くないでしょう．実際，私も患者さん本人から「納得感が上がったよ」という直接的な言葉を聞いたことはありません．しかし，こんな形で，納得できたことを教えてくれた人はいました．

> 　山下さんは60代男性，拡張型心筋症と診断されている人でした．循環器の主治医から「今後，どうしても病状が進行することは防げないので，意思決定や終末期のサポートのためにも，今から関わっておいてほしい」とお願いされて外来での関わりが始まりました．

　当初は心不全の症状があり，"今後の話"などする余地がなかったのですが，症状が落ち着いてからは，日常のとりとめのない会話に加えて，"今後の話"を少しずつしていました．感覚的には日常会話9割，今後の話1割といったところです．そういうやりとりが始まって1年くらい経った頃，山下さんがこんなことを話しだしました．

> 　「いやね，正直に言うと，最初先生のところに来たとき，何するところなんだろうと思ってたんですよ．循環器の先生には，あまり詳しく聞いてなかったしね．行っておいたほうがいいよって言われただけだったしね．来たら来たで，何するということもなく，ただ話をするだけだったから，しばらくは何するところなんだって思ってたんです．いや，すみませんね，先生，でも実際そうだったんですよ．この先のことはね，自分でも考えていなかったわけじゃないんです．だって，この時代ですから，そりゃ，病気のことも調べるでしょ，パソコンとかでね．人間はいつかは死ぬんだけどね，私は

223

第6章 人生最終段階の意思決定の実際—これまで学んだことを実践に

> この病気で死ぬんだなって，そう思ってね．そうなると，いろいろ気にかかることもあるわけですよ．でも，一人で考えても悶々とするだけだしね．先生とちょいちょいそんな話をしてたでしょ．今から考えたら，それがよかったんだろうね．なんというか，整理ができたというか，自信，かな，これから病気と一緒にやっていく自信みたいなものができたっていうかね．いや，ここに来ておいてよかったって思ったということなんです．先生，これからもよろしく」

　山下さんは，整理，自信という言葉を使っていましたが，これはほぼ，本書で書いてきた「納得感」と言ってよいでしょう．ややネガティブな印象から始まった山下さんと私の面談でしたが，1年間話し合いを繰り返すうちに，山下さんの今後のことについての意思決定の納得感は上がり，私にとっては幸いなことに，信頼関係も築かれたようです．

　すべての患者さんとこのような関係を創れないのが，私の未熟なところです．しかし，丁寧にプロセスを踏んだ結果生まれるのが，本人の納得感であり，話し相手との信頼関係であることはもう疑いの余地がありませんし，なるべく多くの患者さんと"そういう関係"になれるように，私も努力を重ねる日々です．

11 決めごとは変わりうるもの

> 　しかし，そのプラスの感情はひとつの問題も生むことになった．それは，正治がこの短時間で「もっと生きていたい」そう思うようになったことである．見通しを立て，将来を計画する，それが正治にとって何より大事なことだった．病院の医師や他のスタッフがどう思っていたかはわからないが，「延命しない」ということは，少なくとも正治の中では，考えに考え，自省を繰り返して決めた自分に対する曲げられない，いや，曲げたくない約束だった．

> 自らに取りつけた固い約束が，一瞬にして反故にされる，そういう問題が起きたということなのだ．

　腹を括っていた正治さんに起きた想定外のできごと．それは基本的にはよいできごとでしたが，そのおかげで，自分との固い約束（＝リヴィング・ウィル）が一瞬にして反故にされてしまいます．事実は小説よりも奇なりと言います（正治さんの物語は，その"小説"ですけれども）．長らく緩和ケアや意思決定の支援をやっていると，正治さんどころではない，「奇」な事実に遭遇します．このように，人生の最終段階の決めごとは，とても不安定なものです．正治さんの例は，大きな比較的大きな状況の変化があって，"心境の変化"が"わかりやすく"起こっていましたが，このように，思い・意思が変わっていくことはまれではありませんし，周囲の人の意見にも左右されることも多くあります．

　そうやって変わることは悪いことではないのです．私たちが意思決定を「決めること」と思っていれば，こんなに不安定で拠り所のないものはありません．ぎりぎりになって，180度，意向が変わることがあるわけですから．しかし，意思決定を「関係性そのもの」と考えることできたのであれば，私たちはそんなに困ることはありません．これまでの話し合いで，正治さんのことはよくわかるようになっている．何を大事にする人で，どんな性格の人なのか．この本を読んできた賢明な人であれば，きっと正治さんのジレンマに気がつき，今一度腹を割って話すことでしょう．その話し合いの結果がどうあれ，正治さんは悩みから解き放たれて，穏やかな人生の最終段階が過ごせるに違いありません．

　正治さんは変化した自分の意思を伝えることができる状態でしたが病状によっては，意思が伝えられない状況にある方もいます．そうした状態であったとしても，YES/NOで答えられるようなことであれば，目くばせや，口の動きなどで一部意思が読み取れることだってあります．本当にぎりぎりのときまで，本人と向かい合って，本人の意思を汲み取る努力をする，それによって最後の最後まで本人との関係性を深め

ることを意図する．それがあるべき意思決定の支援なのではないかと私は思います．

12 おわりに—人生最終段階の意思決定およびその支援に取り組むみなさんへ

　人生最終段階の意思決定およびその支援は，この時代のひとつのキーワードとなりつつあります．病院などそれぞれの施設で，意思決定支援や，アドバンス・ケア・プランニングに関する勉強会が開かれたり，もう実際に患者さんの意思決定をサポートする仕組みを作った施設もあるかもしれません．

　人生最終段階の意思決定支援や，話し合いについての懸念は，この本の各所で書いてきたところですが，最後に，今一度その懸念と，みなさんへのお願いを書いておこうと思います．

 ### ほぼコミュニケーション研修である

　人生最終段階の意思決定およびその支援について取り組みを始める際に，最初に思いつくのは研修会やセミナー，講演会を開くということでしょう．もちろん，それはそれで構いません．"最初のうちは"必要でしょう．しかし，この本の記載を見てわかっていただけるように（9割方コミュニケーションに関する記載です），人生最終段階の意思決定およびその支援とは，ほぼコミュニケーションのことなのです．ですから，このテーマで研修をするということは，コミュニケーション研修をするということです．しかも，実践的な形で．

　アドバンス・ケア・プランニングの概念を知って，よく練られた事前指示書を用意しても，実際に人生最終段階の意思決定を支援することはできません．もし，みなさんの施設で，新たに人生最終段階の意思決定およびその支援の研修をしていこう！，そういう機運が高まっているのであれば，その計画を立てる際には，9割とはいいませんが，少なくと

も半分以上は，コミュニケーションの研修に使うことをお勧めします．

医療者の研修と患者さん・市民への啓発が両輪である

"意思決定"は本人がするもの，医療であれば患者さんがするものです．私たちはそれを支援する役割．人生最終段階における意思決定も同じです．患者さん本人が"無理なく"自発的に行える社会になることが理想です．そういう社会になったときに，患者さんからの支援の要請に応えられるスキルと，覚悟を持つのが今の私たち医療者に課せられています．その時代に備えて，今，私たちは人生最終段階の意思決定およびその支援を学ぼうとしているのです．

そして，可能であれば，医療者のスキルと対になる，患者さん・市民に対する啓発に関わってください．私はこの数年，それを意識して行ってきました．全国いろいろな場所で，市民に向けて，人生の最終段階の意思決定についての講演活動をしています．一般向けのため，アドバンス・ケア・プランニングという言葉を使用せず，たとえば「リビング・ウィルはリビングで！」「話し合って決める人生の花道」「エンディングノートは一人で書いちゃだめ！」といったコンセプトフレーズを掲げて話しています（p159参照）．伝えたいメッセージは医療者に対してと同じ．紙に書くだけじゃだめ，信頼関係を深めるために話し合おう，ということです．

このコンセプトフレーズには商標はありません．気に入ったものがあれば，お使いいただいて，市民啓発にお役立てください．

「決めること」から「関係性の深まり」へのパラダイムシフト

意思決定とその支援が目指すところは，「決めること」ではありません．一緒に意思決定のプロセスをたどることで醸成される信頼関係が，目指すところでありアウトカムです．残念ながら，私たちは真の「正解」にたどりつくことはできません．私たちが目指すべきは「これで正解だ」という確信を共有することです．そのためには，きちんと向き合って，その人の価値観を探索しながら，話し合うことです．

227

第**6**章 人生最終段階の意思決定の実際―これまで学んだことを実践に

　インターネットの普及により，実際に会って話す機会がますます減っているこの時代にあって，今一度，話し合うことの大切さに，人類は気づかないといけないのかもしれません．人生最終段階の意思決定およびその支援が目指すところ，その"最終段階"は，人間同士の関係性に関するパラダイムシフトなのだ，そう言ったら，話が大きすぎるでしょうか．

　「患者の意思決定を支える」とか，「患者の意向を尊重した意思決定」といったフレーズをあちらこちらで目にするようになりました．これは，生物学的医学が全盛となり，機械論的な見立てで病気を治すことだけを目指してきた時代から，医療がやっと，患者さん一人一人の生活や，病や人生に対する価値観に目を向けるようになった証ではないでしょうか．人生最終段階の意思決定およびその支援が，誤解されることなく，患者さん・家族の人生を豊かにするために行われ，この時代の医療を表わす代表的な取り組みとなることを願ってやみません．

◉文献

1) 西條剛央：構造構成主義とは何か―次世代人間科学の原理，北大路書房，2005
2) Fried TR, et al：Using the experiences of bereaved caregivers to inform patient- and caregiver-centered advance care planning. J Gen Intern Med 2008；**23**：1602-1607
3) Boyd K, et al：Advance care planning for cancer patients in primary care：a feasibility study. Br J Gen Pract 2010；**60**：e449-458
4) Keating NL, et al：Physician factors associated with discussions about end-of-life care. Cancer 2010；**116**：998-1006
5) Barnes K, et al：Acceptability of an advance care planning interview schedule：a focus group study. Palliat Med 2007；**21**：23-28
6) Back AL, et al：Hope for the best, and prepare for the worst. Ann Intern Med 2003；**138**：439-443
7) 苫野一徳：どのような教育が「よい」教育か，講談社，p89，2011
8) 阿部泰之：ナニコレ？痛み×構造構成主義―痛みの原理と治療を哲学の力で解き明かす，南江堂，p19〜20，2016
9) Barnes KA, et al：Advance care planning discussions in advanced cancer：analysis of dialogues between patients and care planning mediators. Palliat Support Care 2011；**9**：73-79

付録 1

人生の最終段階における医療・ケアの
決定プロセスに関するガイドライン

厚生労働省
改訂 平成30年3月

人生の最終段階における医療・ケアの
決定プロセスに関するガイドライン

1　人生の最終段階における医療・ケアの在り方

① 医師等の医療従事者から適切な情報の提供と説明がなされ，それに基づいて医療・ケアを受ける本人が多専門職種の医療・介護従事者から構成される医療・ケアチームと十分な話し合いを行い，本人による意思決定を基本としたうえで，人生の最終段階における医療・ケアを進めることが最も重要な原則である．

また，本人の意思は変化しうるものであることを踏まえ，本人が自らの意思をその都度示し，伝えられるような支援が医療・ケアチームにより行われ，本人との話し合いが繰り返し行われることが重要である．

さらに，本人が自らの意思を伝えられない状態になる可能性があることから，家族等の信頼できる者も含めて，本人との話し合いが繰り返し行われることが重要である．この話し合いに先立ち，本人は特定の家族等を自らの意思を推定する者として前もって定めておくことも重要である

② 人生の最終段階における医療・ケアについて，医療・ケア行為の開始・不開始，医療・ケア内容の変更，医療・ケア行為の中止等は　医療・ケアチ　ムによって，医学的妥当性と適切性を基に慎重に判断すべきである．

③ 医療・ケアチームにより，可能な限り疼痛やその他の不快な症状を十分に緩和し，本人家族等の精神的・社会的な援助も含めた総合的な医療・ケアを行うことが必要である．

④ 生命を短縮させる意図をもつ積極的安楽死は，本ガイドラインでは対象としない．

2　人生の最終段階における医療・ケアの方針の決定手続

人生の最終段階における医療・ケアの方針決定は次によるものとする．

(1) 本人の意思の確認ができる場合

① 方針の決定は，本人の状態に応じた専門的な医学的検討を経て，医師等の医療従事者

229

付録1

から適切な情報の提供と説明がなされることが必要である．
　そのうえで，本人と医療・ケアチームとの合意形成に向けた十分な話し合いを踏まえた本人による意思決定を基本とし，多専門職種から構成される医療・ケアチームとして方針の決定を行う．
　② 時間の経過，心身の状態の変化，医学的評価の変更等に応じて本人の意思が変化しうるものであることから，医療・ケアチームにより，適切な情報の提供と説明がなされ，本人が自らの意思をその都度示し，伝えることができるような支援が行われることが必要である．この際，本人が自らの意思を伝えられない状態になる可能性があることから，家族等も含めて話し合いが繰り返し行われることも必要である．
　③ このプロセスにおいて話し合った内容は，その都度，文書にまとめておくものとする．

(2) 本人の意思の確認ができない場合
　本人の意思確認ができない場合には，次のような手順により，医療・ケアチームの中で慎重な判断を行う必要がある．
① 家族等が本人の意思を推定できる場合には，その推定意思を尊重し，本人にとっての最善 の方針をとることを基本とする．
② 家族等が本人の意思を推定できない場合には，本人にとって何が最善であるかについて，本人に代わる者として家族等と十分に話し合い，本人にとっての最善の方針をとることを基本とする．時間の経過，心身の状態の変化，医学的評価の変更等に応じて，このプロセスを繰り返し行う．
③ 家族等がいない場合及び家族等が判断を医療・ケアチームに委ねる場合には，本人にとっての最善の方針をとることを基本とする．
④ このプロセスにおいて話し合った内容は，その都度，文書にまとめておくものとする．

(3) 複数の専門家からなる話し合いの場の設置
　上記(1)及び(2)の場合において，方針の決定に際し，
・医療・ケアチームの中で心身の状態等により医療・ケアの内容の決定が困難な場合
・本人と医療・ケアチームとの話し合いの中で，妥当で適切な医療・ケアの内容についての合意が得られない場合
・家族等の中で意見がまとまらない場合や，医療・ケアチームとの話し合いの中で，妥当で適切な医療・ケアの内容についての合意が得られない場合
等については，複数の専門家からなる話し合いの場を別途設置し，医療・ケアチーム以外の者を加えて，方針等についての検討及び助言を行うことが必要である．

(https://www.mhlw.go.jp/file/04-Houdouhappyou-10802000-Iseikyoku-Shidou-ka/0000197701.pdf. 最終確認：2019年4月15日)

> ### 付録2
>
> # 人生の最終段階における医療・ケアの
> # 決定プロセスに関するガイドライン
> # 解説編
>
> ## 人生の最終段階における医療の普及・啓発の
> ## 在り方に関する検討会
> ## 改訂 平成30年3月

人生の最終段階における医療・ケアの決定プロセス
に関するガイドライン 解説編

【平成19年版ガイドライン作成の経緯】

　人生の最終段階における治療の開始・不開始及び中止等の医療のあり方の問題は，従来から医療現場で重要な課題となってきました．厚生労働省においても，人生の最終段階における医療のあり方については，昭和62年以来4回にわたって検討会を開催し，継続的に検討を重ねてきたところです．その中で行ってきた意識調査などにより，人生の最終段階における医療に関する国民の意識にも変化が見られることと，誰でもが迎える人生の最終段階とはいいながらその態様や患者を取り巻く環境もさまざまなものがあることから，国が人生の最終段階における医療の内容について一律の定めを示すことが望ましいか否かについては慎重な態度がとられてきました．

　しかしながら，人生の最終段階における医療のあり方について，患者・医療従事者ともに広くコンセンサスが得られる基本的な点について確認をし，それをガイドラインとして示すことが，よりよき人生の最終段階における医療の実現に資するとして，厚生労働省において，初めてガイドラインが策定されました．

　本解説編は，厚生労働省において策定されたガイドラインを，より広く国民，患者及び医療従事者に理解いただけるよう，「終末期医療の決定プロセスのあり方に関する検討会」において議論された内容をとりまとめたものです．

　国に対しては，本ガイドラインの普及を図るとともに，緩和ケアの充実など人生の最終段階を迎える患者及び家族を支えるため，その体制整備に積極的に取り組むことを要望します．

【平成30年版ガイドライン改訂の経緯】

　平成27年3月には，「終末期医療に関する意識調査等検討会」において，最期まで本人の生き方（＝人生）を尊重し，医療・ケアの提供について検討することが重要であることから，「終末期医療」から「人生の最終段階における医療」へ名称の変更を行いました．

231

付録2

　今回の改訂は，ガイドライン策定から約10年の歳月を経た平成30年3月には，近年の高齢多死社会の進行に伴う在宅や施設における療養や看取りの需要の増大を背景に，地域包括ケアシステムの構築が進められていることを踏まえ，また，近年，諸外国で普及しつつあるACP（アドバンス・ケア・プランニング：人生の最終段階の医療・ケアについて，本人が家族等や医療・ケアチームと事前に繰り返し話し合うプロセス）の概念を盛り込み，医療・介護の現場における普及を図ることを目的に「人生の最終段階における医療の普及・啓発に関する検討会」において，次の1）から3）までの観点から，文言変更や解釈の追加を行いました．
　1）　本人の意思は変化しうるものであり，医療・ケアの方針についての話し合いは繰り返すことが重要であることを強調すること．
　2）　本人が自らの意思を伝えられない状態になる可能性があることから，その場合に本人の意思を推定しうる者となる家族等の信頼できる者も含めて，事前に繰り返し話し合っておくことが重要であること．
　3）　病院だけでなく介護施設・在宅の現場も想定したガイドラインとなるよう，配慮すること．
　加えて，本ガイドラインについて，人生の最終段階における医療・ケアに従事する医療・介護従事者が，人生の最終段階を迎える本人及び家族等を支えるために活用するものであるという位置づけや，本人・家族等の意見を繰り返し聞きながら，本人の尊厳を追求し，自分らしく最期まで生き，より良い最期を迎えるために人生の最終段階における医療・ケアを進めていくことが重要であることを改めて確認しました．
　国に対しては，医療・介護従事者が，丁寧に本人・家族等の意思をくみ取り，関係者と共有する取組が進むよう，また年齢や心身の状態にかかわらず，家族等との繰り返しの話し合いを通じて本人の意思を確認しておくことの重要性が，広く国民，本人，医療・介護従事者に理解されるよう，改訂された本ガイドラインの普及を図ることを要望します．

【基本的な考え方】

　1）　このガイドラインは，人生の最終段階を迎えた本人・家族等と医師をはじめとする医療・介護従事者が，最善の医療・ケアを作り上げるプロセスを示すガイドラインです．
　2）　そのためには担当の医師ばかりでなく，看護師やソーシャルワーカー，介護支援専門員等の介護従事者などの，医療・ケアチームで本人・家族等を支える体制を作ることが必要です．このことはいうまでもありませんが，特に人生の最終段階における医療・ケアにおいて重要なことです．
　3）　人生の最終段階における医療・ケアにおいては，できる限り早期から肉体的な苦痛等を緩和するためのケアが行われることが重要です．緩和が十分に行われた上で，医療・ケア行為の開始・不開始，医療・ケアの内容の変更，医療・ケア行為の中止等については，最も重要な本人の意思を確認する必要があります．確認にあたっては，適切な情報に基づく本人による意思決定（インフォームド・コンセント）が大切です．
　4）　人生の最終段階における医療・ケアの提供にあたって，医療・ケアチームは，本人の意思を尊重するため，本人のこれまでの人生観や価値観，どのような生き方を望むかを含め，できる限り把握することが必要です．また，本人の意思は変化しうるものであることや，本人が自らの意思を伝えられない状態になる可能性があることから，本人が家族等の信頼できる者を含めて話し合いが繰り返し行われることが重要です．
　5）　本人の意思が明確でない場合には，家族等の役割がいっそう重要になります．特に，本人が自らの意思を伝えられない状態になった場合に備えて，特定の家族等を自らの意思を推定する者として前もって定めている場合は，その者から十分な情報を得たうえで，本人が何を望むか，本人にとって何が最善かを，医療・ケアチームとの間で話し合う必要があります．

人生の最終段階における医療・ケアの決定プロセスに関するガイドライン　解説編

6) 本人，家族等，医療・ケアチームが合意に至るなら，それはその本人にとって最もよい人生の最終段階における医療・ケアだと考えられます．医療・ケアチームは，合意に基づく医療・ケアを実施しつつも，合意の根拠となった事実や状態の変化に応じて，本人の意思が変化しうるものであることを踏まえて，柔軟な姿勢で人生の最終段階における医療・ケアを継続すべきです．

7) 本人，家族等，医療・ケアチームの間で，話し合いを繰り返し行った場合においても，合意に至らない場合には，複数の専門家からなる話し合いの場を設置し，その助言により医療・ケアのあり方を見直し，合意形成に努めることが必要です．

8) このプロセスにおいて，話し合った内容は，その都度，文書にまとめておくことが必要です．

1 人生の最終段階における医療・ケアの在り方

① 医師等の医療従事者から適切な情報の提供と説明がなされ，それに基づいて医療・ケアを受ける本人が多専門職種の医療・介護従事者から構成される医療・ケアチームと十分な話し合いを行い，本人による意思決定を基本としたうえで，人生の最終段階における医療・ケアを進めることが最も重要な原則である．

また，本人の意思は変化しうるものであることを踏まえ，本人が自らの意思をその都度示し，伝えられるような支援が医療・ケアチームにより行われ，本人との話し合いが繰り返し行われることが重要である．

さらに，本人が自らの意思を伝えられない状態になる可能性があることから，家族等の信頼できる者も含めて，本人との話し合いが繰り返し行われることが重要である．この話し合いに先立ち，本人は特定の家族等を自らの意思を推定する者として前もって定めておくことも重要である．

＊注1　よりよい人生の最終段階における医療・ケアには，第一に十分な情報と説明(本人の心身の状態や社会的背景に鑑み，受ける医療・ケア，今後の心身の状態の変化の見通し，生活上の留意点等)を得たうえでの本人の決定こそが重要です．ただし，②で述べるように，人生の最終段階における医療・ケアとしての医学的妥当性・適切性が確保される必要のあることは当然です．

＊注2　医療・ケアチームとはどのようなものかは，医療機関等の規模や人員によって変わり得るものです．一般的には，担当の医師と看護師及びそれ以外の医療・介護従事者というのが基本形ですが，例えばソーシャルワーカーなど社会的な側面に配慮する人が参加することも想定されます．また，在宅や施設においては，担当の医師と看護師のほか，本人の心身の状態や社会的背景に応じて，ケアに関わる介護支援専門員，介護福祉士等の介護従事者のほか，他の関係者が加わることも想定されます．

＊注3　医療・ケアチームは，丁寧に，本人の意思をくみ取り，関係者と共有する取組を進めることが重要です．また，本人の意思は，時間の経過や心身の状態の変化，医学的評価の変更等に応じて，大きく変化する可能性があることから，繰り返し話し合いを行うことが，本人の意思の尊重につながります．

② 人生の最終段階における医療・ケアについて，医療・ケア行為の開始・不開始，医療・ケア内容の変更，医療・ケア行為の中止等は，医療・ケアチームによって，医学的妥当性と適切性を基に慎重に判断すべきである．

＊注4　人生の最終段階には，がんの末期のように，予後が数日から長くとも2－3ヶ月と予測が出来る場合，慢性疾患の急性増悪を繰り返し予後不良に陥る場合，脳血管疾患の後遺症や老衰など数ヶ月から数年にかけ死を迎える場合があります．どのような状態が人生の最終段階かは，本人の状態を踏まえて，医療・ケアチームの適切かつ妥当な判断によるべき事柄です．また，チームを形成する時間のない緊急時には，生命の尊重を基本として，医師が医学的妥当性と適切性を基に判断するほかありませんが，その後，医療・ケアチームによって改めてそれ以後の適切な医療・ケアの検討がなされることになります．

233

付録2

＊注5　医療・ケアチームについては2つの懸念が想定されます．1つは，結局，強い医師の考えを追認するだけのものになるという懸念，もう1つは，逆に，責任の所在が曖昧になるという懸念です．しかし，前者に対しては，医療・介護従事者の協力関係のあり方が変化し，医師以外の医療・介護従事者がそれぞれの専門家として貢献することが認められるようになってきた現実をむしろ重視すること，後者に対しては，このガイドラインは，あくまでも人生の最終段階の本人に対し医療・ケアを行う立場から配慮するためのチーム形成を支援するためのものであり，それぞれが専門家としての責任を持って協力して支援する体制を作るためのものであることを理解してもらいたいと考えています．特に刑事責任や医療従事者間の法的責任のあり方などの法的側面については，ガイドライン策定以降，このような側面から大きく報道されるような事態は生じていませんが，引き続き検討していく必要があります．

③　医療・ケアチームにより，可能な限り疼痛やその他の不快な症状を十分に緩和し，本人・家族等の精神的・社会的な援助も含めた総合的な医療・ケアを行うことが必要である．

＊注6　緩和ケアの重要性に鑑み，2007年2月，厚生労働省は緩和ケアのための麻薬等の使用を従来よりも認める措置を行いました．
＊注7　人が人生の最終段階を迎える際には，疼痛緩和ばかりでなく，他の種類の精神的・社会的問題も発生します．可能であれば，医療・ケアチームには，ソーシャルワーカーなど，社会的な側面に配慮する人やケアに関わる介護支援専門員などが参加することが望まれます．

④　生命を短縮させる意図をもつ積極的安楽死は，本ガイドラインでは対象としない．

＊注8　疾患に伴う耐え難い苦痛は緩和ケアによって解決すべき課題です．積極的安楽死は判例その他で，きわめて限られた条件下で認めうる場合があるとされています．しかし，その前提には耐え難い肉体的苦痛が要件とされており，本ガイドラインでは，肉体的苦痛を緩和するケアの重要性を強調し，医療的な見地からは緩和ケアをいっそう充実させることが何よりも必要であるという立場をとっています．そのため，積極的安楽死とは何か，それが適法となる要件は何かという問題を，このガイドラインで明確にすることを目的としていません．

2　人生の最終段階における医療・ケアの方針の決定手続

人生の最終段階における医療・ケアの方針決定は次によるものとする．
(1) 本人の意思の確認ができる場合
①　方針の決定は，本人の状態に応じた専門的な医学的検討を経て，医師等の医療従事者から適切な情報の提供と説明がなされることが必要である．
　　そのうえで，本人と医療・ケアチームとの合意形成に向けた十分な話し合いを踏まえた本人による意思決定を基本とし，多専門職種から構成される医療・ケアチームとして方針の決定を行う．
②　時間の経過，心身の状態の変化，医学的評価の変更等に応じて本人の意思が変化しうるものであることから，医療・ケアチームにより，適切な情報の提供と説明がなされ，本人が自らの意思をその都度示し，伝えることができるような支援が行われることが必要である．この際，本人が自らの意思を伝えられない状態になる可能性があることから，家族等も含めて話し合いが繰り返し行われることも必要である．
③　このプロセスにおいて話し合った内容は，その都度，文書にまとめておくものとする．

＊注9　話し合った内容を文書にまとめるにあたっては，医療・介護従事者からの押しつけにならないように配慮し，医療・ケアについての本人の意思が十分に示された上で，話し合われた内容を文書として残しておくことが大切です．

人生の最終段階における医療・ケアの決定プロセスに関するガイドライン　解説編

*注10　よりよき人生の最終段階における医療・ケアの実現のためには，まず本人の意思が確認できる場合には本人の意思決定を基本とすべきこと，その際には十分な情報と説明が必要なこと，それが医療・ケアチームによる医学的妥当性・適切性の判断と一致したものであることが望ましく，そのためのプロセスを経ること，また合意が得られた場合でも，本人の意思が変化しうることを踏まえ，さらにそれを繰り返し行うことが重要だと考えられます．

*注11　話し合った内容については，文書にまとめておき，家族等と医療・ケアチームとの間で共有しておくことが，本人にとっての最善の医療・ケアの提供のためには重要です．

(2) 本人の意思の確認ができない場合

本人の意思確認ができない場合には，次のような手順により，医療・ケアチームの中で慎重な判断を行う必要がある．

① 家族等が本人の意思を推定できる場合には，その推定意思を尊重し，本人にとっての最善の方針をとることを基本とする．

② 家族等が本人の意思を推定できない場合には，本人にとって何が最善であるかについて，本人に代わる者として家族等と十分に話し合い，本人にとっての最善の方針をとることを基本とする．時間の経過，心身の状態の変化，医学的評価の変更等に応じて，このプロセスを繰り返し行う．

③ 家族等がいない場合及び家族等が判断を医療・ケアチームに委ねる場合には，本人にとっての最善の方針をとることを基本とする．

④ このプロセスにおいて話し合った内容は，その都度，文書にまとめておくものとする．

*注12　家族等とは，今後，単身世帯が増えることも想定し，本人が信頼を寄せ，人生の最終段階の本人を支える存在であるという趣旨ですから，法的な意味での親族関係のみを意味せず，より広い範囲の人（親しい友人等）を含みますし，複数人存在することも考えられます（このガイドラインの他の箇所で使われている意味も同様です）．

*注13　本人の意思決定が確認できない場合には家族等の役割がいっそう重要になります．特に，本人が自らの意思を伝えられない状態になった場合に備えて，特定の家族等を自らの意思を推定する者として前もって定め，その者を含めてこれまでの人生観や価値観，どのような生き方や医療・ケアを望むかを含め，日頃から繰り返し話し合っておくことにより，本人の意思が推定しやすくなります．その場合にも，本人が何を望むかを基本とし，それがどうしてもわからない場合には，本人の最善の利益が何であるかについて，家族等と医療・ケアチームが十分に話し合い，合意を形成することが必要です．

*注14　家族等がいない場合及び家族等が判断せず，決定を医療・ケアチームに委ねる場合には，医療・ケアチームが医療・ケアの妥当性・適切性を判断して，その本人にとって最善の医療・ケアを実施する必要があります．なお家族等が判断を委ねる場合にも，その決定内容を説明し十分に理解してもらうよう努める必要があります．

*注15　本人の意思が確認できない場合についても，本人の意思の推定や医療・ケアチームによる方針の決定がどのように行われたかのプロセスを文書にまとめておき，家族等と医療・ケアチームとの間で共有しておくことが，本人にとっての最善の医療・ケアの提供のためには重要です．

(3) 複数の専門家からなる話し合いの場の設置

上記(1)及び(2)の場合において，方針の決定に際し，

・医療・ケアチームの中で心身の状態等により医療・ケアの内容の決定が困難な場合

・本人と医療・ケアチームとの話し合いの中で，妥当で適切な医療・ケアの内容についての合意が得られない場合

・家族の中で意見がまとまらない場合や，医療・ケアチームとの話し合いの中で，妥当で適切な医療・ケアの内容についての合意が得られない場合

等については，複数の専門家からなる話し合いの場を別途設置し，医療・ケアチーム以外の者を加えて，方針等についての検討及び助言を行うことが必要である．

235

付録2

＊注16 別途設置される話し合いの場は，あくまでも，本人，家族等，医療・ケアチームの間で，人生の最終段階における医療・ケアのためのプロセスを経ても合意に至らない場合，例外的に必要とされるものです．第三者である専門家からの検討・助言を受けて，あらためて本人，家族等，医療・ケアチームにおいて，ケア方法などを改善することを通じて，合意形成に至る努力をすることが必要です．第三者である専門家とは，例えば，医療倫理に精通した専門家や，国が行う「本人の意向を尊重した意思決定のための研修会」の修了者が想定されますが，本人の心身の状態や社会的背景に応じて，担当の医師や看護師以外の医療・介護従事者によるカンファレンス等を活用することも考えられます．

(https://www.mhlw.go.jp/file/04-Houdouhappyou-10802000-Iseikyoku-Shidou-ka/0000197702.pdf. 最終確認：2019年4月15日)

あとがき～最後のラブレター

ふう，やっとやっと書き終えました．意思決定とその支援，そして人生の最終段階というテーマは，この10年間ずっと考え続けていたものでした．本書は，その10年間で積み上げた知識と思考，そして思いをすべて詰め込んだものになりました．

時代のテーマとはいえ，「哲学のことも書きたい！」という私の無茶ぶりを再び受け入れてくれた，南江堂の高橋有紀さん，米田博史さん，多田哲夫さんに，まず心より感謝申し上げます．高橋さんは，前著『ナニコレ？痛み×構造構成主義—痛みの原理と治療を哲学の力で解き明かす』執筆時の担当の堀内 桂さんに引き続き，ご出産のため途中までのやりとりとなりました．どうも私が本を書くと「おめでたい」ことが起きるようです．二重の喜びをありがとうございました．

心身ともに執筆活動を支えてくれた家族にも感謝したいと思います．子どもたちは，アイデアを出すうえで，またモチベーションを保つうえで，重要な存在でした．そして妻は前著に引き続き，ひとり思索にふける時間を作ってくれました．その時間が本書を創りました．妻へ最大級の感謝を贈りたいと思います．

さて，改めて「人生最終段階の話し合い」とは何なのでしょうか．その本質は何なのか．随所で指摘したように，それは"決めておく"ことではありません．もちろん，法律やルールに従って行うのでもありません（そもそも法律はありませんし）．書き切って，自分の文章を何度か読み直すうちに，やっとわかったのは，その本質は「愛」，愛ゆえの行為なんだということです．家族の本人に対する愛，医療者から本人への愛，そして本人から大切な人への愛．「愛」などというと，どこか照れ臭さを感じる人が多いと思います．それだけ，普段は見せたくても見せられないでいるものだということでしょう．

人生の最終段階は，愛を見せられる最後のチャンスです．そこにおいて，お互いがお互いへの愛を十分見せ合うことを欲している，それが人

◆ あとがき

生最終段階の話し合いの本質であり，注目されている理由なのだ，というのは言い過ぎでしょうか．

　そんな思いを形にしようとしたら，一曲の歌詞ができました．それを載せて，締め括りの言葉に代えたいと思います．最後まで読んでくださってありがとうございました．

アドバンス・ケア・プランニング―最後のラブレター

雲の隙間から光が差す
きっと　人生も曇りの日ばかりじゃないね
そんなせりふを真顔で言える
僕も大人になったんだ

運命なんてばかばかしい
そう言っていた僕だけど
今こそ　その言葉使うよ
君と歩いたこの人生
その刹那ひとつひとつ　きっと運命

ねえ　聞いててよ
僕の生きた物語（ストーリー）
ねえ　話そうよ
僕と君で積み上げた物語（ストーリー）
LA LA LA

正解はすぐに見つからない
ふたり　歩んできた毎日　それが真実
そんな言葉が似あうくらい
僕ら共に過ごしたよ

「ずっと一緒」なんてないことは
よくわかっているけれど
今だけ　あえて使いたい

これから先もその先も
「ずっと一緒に　どうぞよろしく」

ねえ　聞かせてよ
君の思ってた物語（ストーリー）
ねえ　話そうよ
君と僕で描いてきた物語（ストーリー）
LA LA LA

同じだけすり減った靴底も　同じよ（う）にくすんだ指のリングも
同じ場面で笑うあの映画も　今はとても愛おしいんだよ

こんなこと話せば君は涙するだろう
こんなこと話せば僕も涙するだろう
それでも話そう　何度も話そう　伝えたい　僕の感情　心情　君への情
僕らの知ってる　言葉で話そう　大切なのは　価値観　共感　一体感

What I want to give is not a document
All I want to give is my love, love, love…

「会議」なんかじゃ話せない
少しの絶望　いっぱいの希望
本当に　伝えるべきは
僕の心根　僕の本音
だって No one knows the future

ねえ　話そうよ
僕の生きた物語（ストーリー）
ねえ　話そうよ
僕と君で積み上げた物語（ストーリー）
LA LA LA

　2019 年 5 月

阿部泰之
（令和に変わっても変わらない自宅の書斎にて）

索引

和文

ア

アドバンス・ケア・プランニング　13, 134, 159
　　——，アドバンス・ディレクティブとの違い　31, 36
　　——，概念図　32
　　——，課題　37, 40
　　——，要点　28
アドバンス・ディレクティブ　22
　　——，失敗　24
　　——，大規模研究　25
　　——，定義　23

イ

意思決定　31, 48, 69, 76
　　——，変更　217, 224
　　——，保留する選択　82
　　——，留意事項　83
意思決定支援者　125, 162
意思決定能力　40, 55, 57
　　——，10の誤解　151
　　——，高める配慮　149
　　——，評価　141
意思能力　144
医療・ケアチームの構成　138
インフォームド・コンセント　20

ウ

うつ　149, 152

エ

エビデンス　85
　——，利用法　86
エンディングノート　160, 214
延命拒否　20

カ

介護従事者　134
家族　135, 162
価値観　80, 200
　——，定義　98
価値観コミュニケーション　100, 200
　——，決めるプロセス　119
　——，スキルとして　121
　——，話し合いの順序　104
可用性バイアス　62
カレン・クインラン事件　21
関係性の構築・深まり　188, 214, 223
患者自己決定法　23
患者中心の医療の問題点　27
感情　61
緩和ケア　139

キ

気がかり　205
キーパーソン　154
希望　206
共感力　155

ク

苦痛緩和　182

ケ

現象学　69

コ

「構造」　48
構造構成主義　48
行動の自由　55
誤解の防止　202
心の支え　206
個別性に見合った決定　192
今後の見通しの共有　204

サ

サプライズクエスチョン　16
サンクコストバイアス　62

シ

自己開示　111, 203
自己覚知　122
自己決定　55
死生観　209
事前指示書　23, 24, 31, 32
自然死法　22
自然的態度　70
私的遺言　160, 214
してほしいこと，してほしくないこと　210
終活　160, 214
終末期医療　12
主客問題　72
自律　20, 54
心身二元論　71
人生の最終段階　13
　　――，定義　16
　　――，表現の変遷　12
人生の最終段階における医療・ケアの決定プロセスに関するガイドライン
　　132, 229
　　――，5つの要点　138
　　――，解説編　231

索引

――，平成 30 年改訂のポイント　134
――，3 つの段階　139
人生の最終段階の話し合い　15, 190
――，イニシアチブ　221
――，開始時期の目安　186
――，切り出しの例　197
――，10 個の key となる話題　205
――，導入　191
信念対立　92
心配ごと　205
心理バイアス　62

セ

精神疾患　148
成年後見制度　157
正の権利（意向）　212
選択の自由　55
選択の表明の能力　147
戦略的ニヒリズム　181

ソ

想像力　65
蘇生処置　216

タ

大切にしていること，大切に思っている人　208
代理意思決定者　135, 154, 218
――，適性　155

ト

同意能力　144

ナ

納得感　75, 116, 223
――，話し合いの留意点　78
ナラティブ・メディスン　50

243

ナンシー・クルーザン事件　22

ニ

ニヒリズム　39
　戦略的──　181
認識の能力　145
認知症　148

ハ

パターナリズム　19
話し合いのプロセス　32
判断力（判断能力）　144, 152

フ

物心二元論　71
負の権利（意向）　212
フレイル　12
プロセスガイドライン　136

ヘ

ベスト・インタレスト　162
　──，チェックシート（7つのポイント）　164

ホ

ポストモダニズム　35

マ

末期医療　12

モ

モダニズム　32

ヨ

抑うつ　152
4要因モデル　145

244

リ

リヴィング・ウィル　20, 161
理解の能力　145
理性　64
療養場所の選好　215

ロ

論理的思考の能力　146

欧文

DNAR　215, 218
DNR　216, 218
Durable Power of Attorney　156
EBM（evidence based medicine）　85
E-FIELD　30
EPEC-O プログラム　29
5 wishes　26
Hope for the best, Prepare for the worst　194
Natural Death Act　22
negative rights　212
PEACE　29, 159
positive rights　212
PSDA（Patient Self-Determination Act）　23
QOL（Quality of Life）　22
SOL（Sanctity of Life）　22
SUPPORT study　25
The Mental Capacity Act 2005　163

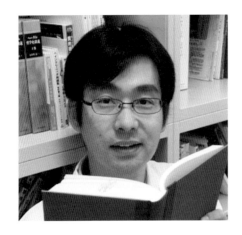

【著者紹介】

阿部泰之（あべ やすし）　旭川医科大学病院 緩和ケア診療部副部長

1972 年長野県生まれ．1999 年旭川医科大学卒業後，整形外科医として主に骨肉腫などの骨軟部腫瘍の診断・治療に従事．2005 年和歌山県立医科大学にて緩和ケア病棟に勤務．
2006 年旭川医科大学病院緩和ケアチームを立ち上げ，同チーム専任医師となる．
2007〜2010 年には同大学精神科医師を兼任．2010 年 10 月から現職．緩和医療専門医．医学博士．
主な著書に『ナニコレ？痛み×構造構成主義─痛みの原理と治療を哲学の力で解き明かす』（南江堂），『技術 1 割のプレゼン』（中外医学社），『万華鏡とサクラ（絵本）』（最新医学社）などがある．

- 医療者・介護者・福祉者のための「ケア・カフェ®」代表
  https://www.carecafe-japan.com/
- プレゼンテーションクラブ「プレクラ！」代表
  https://www.presenclub.com/
- エッセンシャル・マネジメント・スクール Co-Founder
  https://essential-management.jimdofree.com/
- 絵本作家としても活躍中
  https://www.facebook.com/ehon.abeyasushi

正解を目指さない!? 意思決定⇔支援　人生最終段階の話し合い

2019年7月1日　第1刷発行	著　者　阿部泰之
2021年6月1日　第3刷発行	発行者　小立健太

発行所　株式会社　南 江 堂

〒113-8410 東京都文京区本郷三丁目42番6号

☎ (出版) 03-3811-7236　(営業) 03-3811-7239

ホームページ https://www.nankodo.co.jp/

印刷・製本　公和図書

装丁　渡邊真介

Don't Aim for Correct!? Decision-Making⇔Support—Talk about End-of-Life

© Nankodo Co., Ltd., 2019

定価は表紙に表示してあります.

落丁・乱丁の場合はお取り替えいたします.

ご意見・お問い合わせはホームページまでお寄せください.

Printed and Bound in Japan

ISBN978-4-524-24666-3

本書の無断複写を禁じます.

JCOPY 〈出版者著作権管理機構 委託出版物〉

本書の無断複写は,著作権法上での例外を除き,禁じられています.複写される場合は,そのつど事前に,出版者著作権管理機構 (TEL 03-5244-5088, FAX 03-5244-5089, e-mail: info@jcopy.or.jp) の許諾を得てください.

本書をスキャン,デジタルデータ化するなどの複製を無許諾で行う行為は,著作権法上での限られた例外(「私的使用のための複製」など)を除き禁じられています.大学,病院,企業などにおいて,内部的に業務上使用する目的で上記の行為を行うことは私的使用には該当せず違法です.また私的使用のためであっても,代行業者等の第三者に依頼して上記の行為を行うことは違法です.

「痛み」を"哲学する"ことで，痛みの考え方が変わる，明日からの診療が変わる!

ナニコレ？
痛み×構造構成主義
痛みの原理と治療を哲学の力で解き明かす

痛みにかかわるすべての医療福祉者に贈る、目からウロコの一冊!

著者 **阿部 泰之**

本書の構成

1章「痛みをめぐる様々な問題」

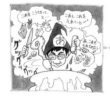
2章「構造化に至る軌跡の提示としての志向相関的自己開示」
3章「構造構成主義とは何か」

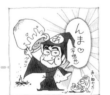
4章「構造構成的痛み論」
5章「痛みという構造理解のための切り口（志向性）」

6章「治療論に入る前に—「他者承認の原理」を知る」
7章「原理を実践に活かす—構造構成的慢性痛症治療」

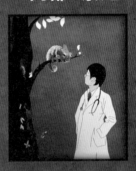

「本気で痛みに対処しようと思うのならば，科学の進歩，新薬の登場を待っているだけではいけないのです．
痛みというものがなんなのか，どのように考えたらよいのか，根本から考え直す必要があるのです．」

（第1章より）

■A5判・160頁 2016.6. ISBN978-4-524-26587-9 定価（本体2,800円＋税）